VAK vital

VAK vital

Bettina-Nicola Lindner

Katzenkralle

Uña de Gato –
stärkt das Immunsystem,
bekämpft Entzündungen,
schützt die Gelenke

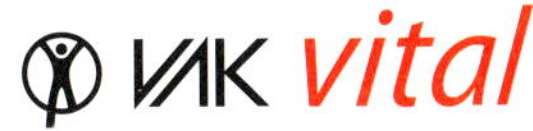

VAK Verlags GmbH
Kirchzarten bei Freiburg

Chemotherapie nicht mehr an, kann die Katzenkralle bewirken, dass der Körper sich wieder für die Therapie öffnet. Sie springt auch in den Topf des Ayahuasca-Trance-Tranks der Schamanen, mixt sich in den berühmten peruanischen Liebestrank „Siete Raizes", fungiert als Verhütungsmittel in indigenen Gesellschaften und und und ... Ich bin froh, sie näher kennengelernt zu haben – mit all ihren Facetten.

In den Augen der Ureinwohner ist Krankheit nichts anderes als eine Unreinheit in Körper und Geist. Ein unreiner Zustand bringt den Menschen aus dem Gleichklang mit dem Großen Geist, der alles Leben „informiert". Die Medizinmänner trachten bei ihren Heilanstrengungen immer danach, den Kranken wieder zurück in eine Balance mit diesem Großen Geist zu bringen. In ebendieser Harmonie zu sein, bedeutet für die indigenen Stämme aber auch ein Gleichgewicht von Geben und Nehmen. Wenn wir der Erde etwas (z. B. Heilpflanzen) wegnehmen, müssen wir ihr auch etwas zurückgeben. Das kann etwas so einfaches – und zugleich so schwieriges – wie Respekt und Dankbarkeit sein.

„Alles, was die gesunde Natur tut, ist göttlich."

Friedrich von Schiller

2. Geschichte und Entdeckung der magischen Liane

Die Uña de Gato ist heute die bekannteste Heilpflanze aus dem Regenwald und gleichzeitig auch die am besten erforschte. In Südamerika, insbesondere bei den Amazonas-Indianern, ist die Katzenkralle seit mehr als 2 000 Jahren eine bewährte Medizinpflanze, fast schon ein Allheilmittel. Eine lange Tradition, die bis zur Inka-Zeit zurückreicht: Die eingeborenen Stämme Perus, darunter Stämme wie die Aguaruna, Asháninka, Cashibo, Conibo und Shipibo verwenden die *Uncaria tomentosa* (so die wissenschaftliche Bezeichnung) seit Langem.

Heute wird die Liane meist in einem Atemzug mit den Asháninka genannt, einem einheimischen Stamm aus dem tropischen Regenwald, der zurzeit etwa 50 000 Menschen zählt. Die Priester der Asháninka-Indianer setzten die Dschungelranke häufig zur Behandlung vieler Krankheiten ein, z. B. Entzündungen, Rheuma, Magengeschwüre, Arthritis, zur Wundheilung und

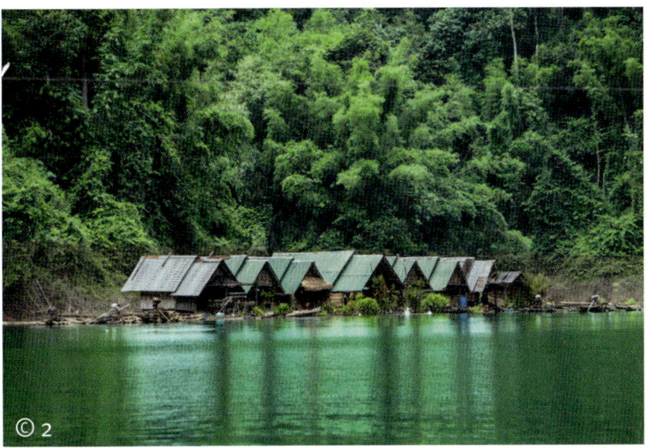
© 2

Klaus Keplinger veranlasste Ende der 1970er-Jahre wissenschaftliche Untersuchungen über die Katzenkralle. Zwischen 1979 und 1984 wurden in den USA dann drei Patente über die Heilwirkungen der Liane durch Keplinger registriert.

In den 1990er-Jahren wurde die Uña de Gato dann zu einer Art Modeheilmittel. Da sich die immunstimulierende Wirkung der Liane in zahlreichen immunologischen In-vivo-Studien (am Menschen) und in In-vitro-Studien (im Reagenzglas) erwiesen hatte, wird sie heute zunehmend bei Krebs, AIDS, Arthritis und z. B. auch bei Lymeborreliose angewendet. Für die Wirkung sollen vor allem die Oxindolalkaloide (stickstoffhaltige Verbindungen mit immunstimulierender Wirkung) der Amazonaspflanze verantwortlich sein.

Internationale Uña-de-Gato-Konferenz

Unter der Schirmherrschaft der Weltgesundheitsorganisation (WHO) fand im Mai 1994 die erste internationale Konferenz zum Thema Uña de Gato (*Uncaria tomentosa*) in Genf statt; dort wurde sie offiziell als Medizinpflanze anerkannt. Schon damals betonten die Wissenschaftler, dass das Spektrum der Erkrankungen, bei denen die Wirkstoffe der Liane heilend und unterstützend wirken, ungewöhnlich breit ist. Besonders hervorgehoben wurde auf dem weltweiten Fachkongress die außergewöhnliche Wirkung der Katzenkralle auf das menschliche Immunsystem. Die Immunitätssteigerung um fast 60 Prozent konnte in wissenschaftlichen Studien belegt werden. Aber auch die kraftvolle Wirkung bei anderen Erkrankungen ist erstaunlich. Zahlreiche wissenschaftliche Untersuchungen bestätigen bis heute die beeindruckende Fähigkeit, Entzündungen zu reduzieren, das Wachstum von Geschwüren zu stoppen, Infektionen und Viruserkrankungen zu unterdrücken und vieles mehr. Daher wird die Katzenkralle in der westlichen Welt bei vielen Krankheiten begleitend eingesetzt, die das Immunsystem beeinflussen. In vielen Studien zeigte sich, dass die Uña de Gato Entzündungen um 46 bis 69 Prozent reduzieren konnte.

Wichtiges Exportgut

Die Katzenkralle ist heute aufgrund ihrer herausragenden gesundheitlichen Eigenschaften ein wichtiges Exportgut für Peru geworden. Die Nachfrage nach der „Cat's Claw" ist in der letzten Zeit weltweit drastisch gestiegen. Dennoch sind dadurch bisher weder der Pflanzenstand noch der Regenwald gefährdet. Denn die Rinde kann schonend gewonnen werden, sodass die Pflanze nicht darunter leidet – und weiterwachsen kann. Auch die Wurzel der Katzenkralle muss nicht vollständig entfernt werden. Es reicht aus, nur einen Teil der Hauptwurzel oder einige Nebenwurzeln zu ernten, sodass die Liane weiter wachsen kann und nicht eingeht.

Die peruanische Regierung geht verantwortungsvoll mit ihrem Pflanzenschatz um und hat Maßnahmen ergriffen, um einen Raubbau an der Liane und am Regenwald zu verhindern. Regelmäßige Exportkontrollen sowie ein sachgemäßer Anbau der Urwaldpflanze und schonende Erntemethoden tragen dazu bei, dass die Pflanzenbestände nicht gefährdet werden. Wer Teile der *Uncaria* ernten will, braucht spezielle Erlaubnisscheine – so schreibt es das peruanische Landwirtschaftsgesetz vor. Die Erntearbeiter werden speziell geschult für eine schonende Technik beim Abernten und beim Setzen der neuen Pflanzen. Die Katzenkralle wird über Samen vermehrt. Heute gewinnt man aus dem Regenwald rund 300 000 Kilo der Lianenrinde pro Jahr.

3. Eine Liane mit vielen Namen und Gesichtern

Die Katzenkralle hat es wirklich in sich – und das kann man sogar sehen: Ähnlich einer Katze verfügt die Uña de Gato (spanisch für Katzenkralle oder Katzenklaue) über krallenartige Dornen, womit sie sich leicht an Bäumen und anderen Gewächsen empor bewegen kann. Die Bäume, die sie umschlingt, sind meist 30 Meter hoch oder höher. Sie schafft nicht nur den Weg nach oben, sondern buchstäblich auch viele Krankheiten aus dem Weg! Die Ranken erreichen eine Länge von einigen Dutzend Metern. Sie wachsen sehr langsam und erreichen ihre volle Länge nach zwanzig Jahren.

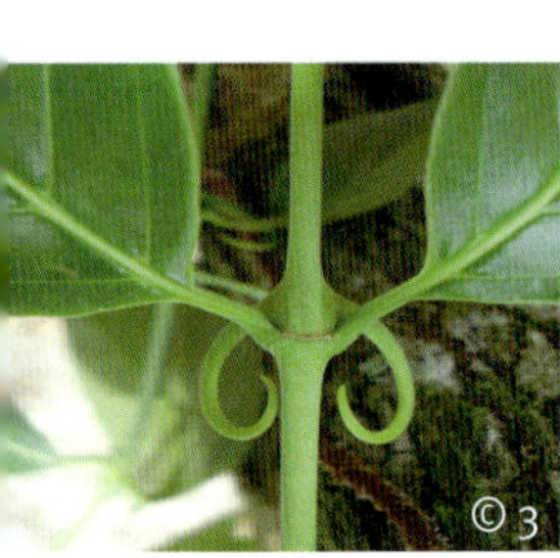

Insgesamt existieren mindestens 20 Pflanzenarten mit scharfen, gebogenen Dornen, die mit Uña de Gato oder Katzenkralle bezeichnet werden. Aber nur zwei dieser Arten sind medizinisch interessant und werden heute insbesondere in Nordamerika und Europa verwendet: die *Uncaria tomentosa* und die *Uncaria giuanensis*. Beide haben unterschiedliche Eigenschaften und werden zu verschiedenen medizinischen Zwecken verwendet.

Die meisten modernen Forschungen betreffen *Uncaria tomentosa* – diese wird hauptsächlich in der Medizin und in der Naturheilkunde eingesetzt, weil sie die meisten Wirkstoffe und die breiteste Wirkpalette hat. Hier vor allem in der Stärkung der Immunabwehr. Die *Uncaria guianensis* zeigt ihre besondere Stärke bei der Wundheilung, ist aber weniger stark verbreitet. Die Katzenkralle *Uncaria tomentosa* wird hauptsächlich in die USA exportiert und auch nach Europa eingeführt.

Die wissenschaftlichen Fakten und Untersuchungen in diesem Buch betreffen vorwiegend die *Uncaria tomentosa.*

Die Katzenkralle hat viele Namen: Krallendorn, Katzenklaue, Uña de Gato (spanisch) Cat's Claw (englisch), Griffe de Chat (französisch); bei den indigenen Völkern heißt sie beispielsweise auch Samento, Saventero, Vilcacora, Zavenna rozza, Bejuco de Aqua, Deixa paraguayu, Garabato, Garra Gavilan, Misho mentis, Paoti-mosha, Rangayo, Una de Gavillan, Unganangui und viele weitere Namen mehr. Die Asháninka nennen sie auch Savéntaro, was „mächtige Pflanze" bedeutet.

4. Vorkommen, Botanik und Inhaltsstoffe der Katzenkralle

Vorkommen

Die Uña de Gato ist eine uralte Heilpflanze aus dem peruanischen Regenwald. Man findet verschiedene Arten der Pflanze im gesamten Amazonas-Regenwaldgebiet von Peru, Ecuador, Brasilien, Bolivien sowie in entsprechenden Gebieten von Kolumbien, Paraguay, Costa Rica und Panama.

Medizinisch wirksam und zu Heilzwecken eingesetzt, wird bisher meistens nur die peruanische Form der Uña de Gato (*Uncaria tomentosa*).

Botanik: Eine Lilie im Regenwald

Die Kletterpflanze ist ein tropisches Labkraut (Gattung: *Gallium*) und gehört zur Familie der Rötegewächse (*Rubiaceae*). Sie ist eine Lilie, die im Regenwald des Amazonas wächst, wo sie seit Jahrtausenden von den indigenen Völkern als Naturheilmittel verwendet wird. Der wirksamste Teil der Liane, die an bis zu 30 Meter hohen Bäumen entlang wächst, ist vor allem die innere Rinde, der sogenannte Bast. Manchmal werden auch noch die Blätter und die Wurzel mitverwendet. Diese enthält einen einzigartigen Cocktail an chemischen Verbindungen (Alkaloide), die trotz ihrer kraftvollen Wirkung gleichzeitig sehr schonend sind.

In den Blattachseln der Dschungelranke finden sich sichelförmig gekrümmte Halteorgane, die aufgrund ihrer Form an die Kralle einer Katze erinnern. Blüht die Liane, so bilden sich anstelle der Dornen rispenförmig angeordnete, gelbe stachelige Blütendolden.

Die Katzenkralle ist verwandt mit der Chinarinde, deren Wirkstoff Chinin Malariaerreger und ähnliche Parasiten tötet. Wie auch unsere einheimischen europäischen Labkräuter, z. B. das echte Labkraut (*Gallium verum*), hat die Katzenkralle eine reinigende, lymphverbessernde Wirkung. Darüber hinaus wirkt sie immunstimulierend, entzündungshemmend, antioxidierend und entgiftend.

Wirkstoffe und Wirkungen

Die Katzenkralle enthält eine einzigartige Kombination chemischer Verbindungen: Mit etwa 56 verschiedenen Wirkstoffen – und deren Synergien – ist die Uña de Gato ein wahres Allheilmittel und stellt mit ihrem gewaltigen Wirkspektrum die meisten anderen Heilpflanzen in den Schatten. Sie kräftigt das Immunsystem und steigert unsere Abwehr- und Selbstheilungskräfte deutlich, was sowohl Krankheiten bekämpft als auch diesen vorbeugt und uns allgemein eine bessere Lebensqualität schenkt.

Die wichtigsten Inhaltsstoffe sind ihre **Alkaloide**, also Pflanzenstoffe, die Träger wichtiger Vitalstoffe für unseren Organismus sind. Sie bestehen u. a. aus Aminosäuren wie Lysin, Prolin, Tryptophan oder Ornithin. Ornithin gilt beispielsweise als natürliches Antibiotikum zum Schutz vor Infektionen. Des Weiteren haben Alkaloide spürbare Auswirkungen auf bestimmte Teile des Nervensystems und sind meist – auch in geringen Dosierungen – sehr wirksam. Die gesundheitsaktiven Alkaloide der

Uña de Gato sind ungiftig und finden sich meist in der Rinde, also dem Bast, und der Wurzel der Pflanze. Besonders positive Heilwirkungen, von denen die Mehrheit der Studien und der geheilten Patienten berichten, werden vor allem den sogenannten Oxindolalkaloiden zugeschrieben. Hier hat man sechs besonders wirksame Oxindolalkaloide isoliert: Pteropodin, Isopteropodin, Speciophyllin, Uncarin F, Mitraphyllin und Isomitraphyllin.

Besonders hervorstechend sind bei diesem Wirkstoffmix die immunfördernden Eigenschaften. In wissenschaftlichen Studien zeigte sich, dass sich die Immunleistung der Abwehrkräfte im Körper durch die Alkaloidgruppe um mehr als 50 Prozent steigern ließ.

Darüber hinaus eigenen sich die Oxindolalkaloide hervorragend zur Unterstützung von Chemo- oder Strahlentherapien. Dabei erhöhen sie nicht nur die Heilwirkung der Therapien, sondern aktivieren gleichzeitig das Immunsystem und sorgen so für kürzere Erholungszeiten und geringere Nebenwirkungen. Weitere Inhaltsstoffe der Uña de Gato sorgen dafür, dass schädliche Rückstände von Medikamenten schneller ausgeschieden werden. Fünf der sechs Oxindolalkaloide haben zudem antileukämische Wirksubstanzen. In ihrer Gesamtheit haben die Stoffe auch antitumoröse und antimutagene (krankhaften Zellveränderungen entgegenwirkende) Eigenschaften. In der Krebsforschung spielt das Alkaloid Uncarin F eine besondere Rolle, da es die Ausbreitung von Krebszellen besonders intensiv verhindert.

In der Katzenkrallen-Apotheke finden sich noch andere sehr wirkungsvolle Alkaloide: Rhyncophyllin wirkt gerinnungshemmend und blockiert die Ansammlung von Blutplättchen und Thromben; Hirsutin und Mitraphyllin unterstützen wesentlich die Versorgung der Lymphozyten (sie gehören zu den weißen Blutkörperchen) und treiben gleichzeitig auch die Phagozytose (Aufnahme von Partikeln in die Zellen) voran.

Als zweite Wirkstoffgruppe der Katzenkralle sind die Chinone (Quinovinsäureglykoside) zu nennen. Diese Zuckerverbindungen sorgen neben einer Stärkung der Immunabwehr vor allem dafür, dass Entzündungen schneller abklingen und ein erhöhter Blutdruck zeitnah gesenkt wird. Auch erhöhte Blutfettwerte bekommen diese Inhaltsstoffe der Katzenkralle erstaunlich gut in den Griff.

Wesentlich für ihren Heilerfolg sind darüber hinaus die enthaltenen Gerbstoffe (Tanine). Gemeinsam mit den anderen Wirkstoffen der Liane stimulieren sie die körpereigene Abwehr entscheidend, indem sie durch ihre adstringierende (zusammenziehende) Wirkung ein verbessertes Wirkungsumfeld für die anderen Inhaltsstoffe schaffen.

Neben den bereits erwähnten Stoffen fanden die Wissenschaftler unter anderem Polyphenole, Procyanidine (OPC), Triterpene, wasserlösliche Flavonoide, Pflanzensterine und Terpenoide (Schutzwirkung für die Mitochondrien) in der Regenwaldliane.

Die folgenden Wirkungen werden der Katzenkralle nachgesagt:

- immunstärkend
- schmerzlindernd
- antiviral
- antibakteriell
- antibiotisch
- antimykotisch
- tonisierend
- antioxidativ
- entgiftend und blutreinigend
- Blutdruck senkend
- empfängnisverhütend

Das Institut für Arzneipflanzenforschung der Universität Innsbruck erforschte die Wirkungen der Katzenkralle und konnte eine antivirale Wirkung der in der Pflanze enthaltenen Chinone feststellen. Außerdem fand man heraus: Der regelmäßige Konsum von Katzenkralle-Tee wirkt entgiftend. So kann Erkrankungen vorgebeugt und das Immunsystem gestärkt werden. Gesundheitsschädigende Substanzen und krankmachende Mikroorganismen neutralisiert der regelmäßige Konsum des Tees ebenfalls. Gerade Raucher profitieren von der entgiftenden Wirkung des Heilpflanzentees, denn sie gehören zur Haupt-Risikogruppe für Lungenkrebs.

5. Amazonas-Medizin

Der Regenwald ist voll von natürlichen Wundern und gehört zu den störungsanfälligsten Lebensräumen überhaupt, denn die Böden sind arm. In unserem Ökosystem fallen im Herbst die Blätter von den Bäumen, sie bleiben liegen, werden über den Winter kaum abgebaut und bilden auf Dauer eine wertvolle Humusschicht. Im Regenwald fehlen diese Jahreszeiten und somit auch die schützende, nährende Humusschicht. Durch die ständigen Niederschläge in den Tropen sind die Nährstoffe von herabfallenden Blättern nach kurzer Zeit ausgespült. Zudem bestehen die Böden der Regenwälder aus tropischen Rot- und Gelberden, die meist säurereich und nährstoffarm sind. Überall findet man Zeichen rascher Zersetzung durch Termiten und Pilze. Die Samen der Regenwaldbäume sind sehr empfindlich und sterben bei Störungen durch Wasserströmungen und Ähnlichem außerdem schnell ab.

> Der Regenwald ist die „größte Apotheke der Welt“.

Quelle des Lebens

Der Regenwald hat sich im Laufe von Abermillionen Jahren entwickelt. Während er früher als „grüne Hölle“ mit vielen Gefahren gefürchtet wurde, wird er heute schon fast als „Quelle des Lebens“ verherrlicht. In der Tat sind die Regenwälder für alle Menschen lebenswichtig. Sie sind nicht nur die Lunge unserer Erde, sondern auch das Zuhause von Menschen, die es über

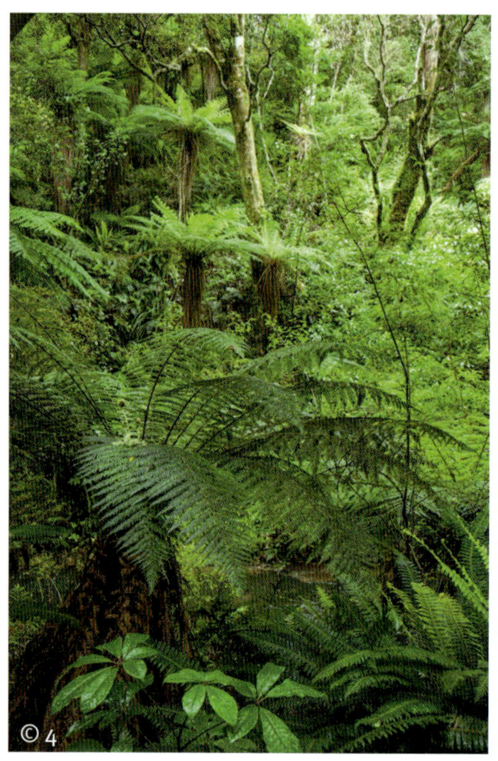

Jahrtausende hinweg geschafft haben, mit dieser faszinierenden Natur in Harmonie zu leben, ohne sie auszubeuten oder zu zerstören. Das Wissen dieser indigenen Stämme und ihrer Schamanen ist ein großer Schatz für die Menschen der westlichen Welt, die das Wissen über die Natur und das Leben in und mit ihr größtenteils verloren haben. So ist es von immenser Wichtigkeit für die Welt, die Regenwälder zu erhalten, das überlieferte Wissen zu schätzen und deren Kulturen zu respektieren für ihre Entdeckungen, die zur weltweiten Bereicherung aller Menschen geführt haben.

Einzigartig am Regenwald ist seine riesige Artenvielfalt. Man kennt auf der Welt mehr als 250 000 verschiedene Pflanzen (manche Quellen gehen sogar von 400 000 aus). Und 170 000 Pflanzen – also fast 70 Prozent davon! – kommen im Regenwald vor.

Weltweit werden pro Jahr Medikamente für etwa 320 Milliarden Dollar verkauft. Mehr als 30 Prozent davon stammen aus pflanzlichen Wirkstoffen. Und über die Hälfte aller zugelassenen Medikamente haben einen pflanzlichen Ursprung, sie werden also nach pflanzlichen Vorbildern entwickelt. Schätzungsweise 4,5 Milliarden Menschen (also 80 Prozent der Weltbevölkerung) nutzen Medikamente, die entweder rein pflanzlich sind oder pflanzliche Wirkstoffe als Hauptquelle heranziehen.[1]

Mehr als ein Drittel aller traditionell genutzten Amazonaspflanzen sind Heilpflanzen. Die Schamanen der indigenen Bevölkerung im Amazonas kennen die zahlreichen Pflanzenheilkräfte sehr gut. In Ecuador liefert der Regenwald z. B. den Shuar-Indianern über 250 verschiedene Heilpflanzen. Doch außer den Naturvölkern sind heute Millionen Menschen auf der ganzen Welt von der Medizin der Regenwaldpflanzen abhängig. So basiert eine Vielzahl von Medikamenten auf Auszügen von Regenwaldpflanzen, beispielsweise Mittel gegen Krebs, AIDS, Malaria, Herzkrankheiten, Arthrose, Bluthochdruck oder psychische Erkrankungen. Auch Mittel zur Empfängnisverhütung, Hormone, Hustenmittel, Antibiotika, Hygienemittel oder halluzinogene Stoffe haben ihre Wurzeln in der Regenwaldapotheke. So kommen 70 Prozent der insgesamt 3 000 vom amerikanischen Krebsforschungsinstitut (US National Cancer Institute) identifizierten Pflanzen, die als mögliche Heilmittel gegen Krebs wirksam sein können, aus dem Regenwald. Das sind also weit über 2 000 Pflanzen, die bei Krebs helfen können. Dabei sind die meisten Pflanzen bisher nur zu einem geringen Teil untersucht – oder noch gar nicht. Es gäbe hier also viel weiteres Potenzial zu entdecken.

Wie wichtig die Erfahrungen aus der Volksmedizin bzw. die Hinweise der indigenen Bevölkerung zu bestimmten potenten Pflanzen sein können, zeigen folgende Zahlen:

Von 119 bekannten, rein pharmazeutischen Verbindungen, die weltweit verwendet werden, wurden 88 durch die Hinweise aus der überlieferten Volksmedizin aufgefunden.[2] Würde man das Wissen sämtlicher indigener Völker auf dem Erdball sammeln – würde das die ganze (auch schulmedizinische) Therapie nochmals revolutionieren.

Leider kannten die frühen Heiler und Schamanen der Maja, Azteken und Inka keine Schrift und gaben ihr Wissen ausschließlich mündlich von Generation zu Generation weiter. Auch heute fehlt es in den indigenen Dörfern oft noch an Schreibkenntnissen, um das wertvolle Heilwissen niederzuschreiben. Wegen Umweltkatastrophen und der empfindlichen Vegetation sterben im Regenwald auch immer wieder wertvolle Pflanzen aus. Damit stirbt auch das Wissen darüber weg, wie man Heilpflanzen fachgerecht anwendet. Stirbt ein Schamane oder Pflanzenkundiger, so geht mit ihm oft auch seine innere Pflanzenbücherei verloren.

„Eines der ersten Dinge, die der Zivilisation zum Opfer fallen, ist das Wissen über Heilpflanzen. Die Geschwindigkeit dieses Verfalls ist beängstigend."

Richard Evans Schultes (1993)

Richard E. Schultes (1915–2001) war ein US-amerikanischer Biologe und galt als ein anerkannter Experte auf dem Gebiet der halluzinogenen und medizinisch nutzbaren Pflanzen. Viele Jahre lang erforschte der Biologe, der heute als „Vater der Ethnobotanik" gilt, im Amazonas-Gebiet über 2 000 Arzneipflanzen der indianischen Ureinwohner.

6. Die Uña de Gato in der Ethnomedizin

Seit mehr als 2 000 Jahren nutzen die indigenen Völker in Peru die heilenden Kräfte der Katzenkralle. Insbesondere die Mitglieder des Asháninka-Stammes im Regenwald verwenden die wundersame Liane mit ihrer regenerierenden Kraft vielseitig zur Gesundheitspflege und Behandlung von Erkrankungen. Aus dem Inneren der Rinde, aus der Wurzel und manchmal auch aus den Blättern bereiten sie Heiltees, Absude und Pflanzenpulver zur Unterstützung des Immunsystems, zur Blutreinigung, zur Normalisierung entzündlicher Prozesse im Körper und zur Wundheilung zu. Die Asháninka-Indianer kennen viele besondere Anwendungen, etwa für die Nierenreinigung und die Heilung tiefer Wunden.

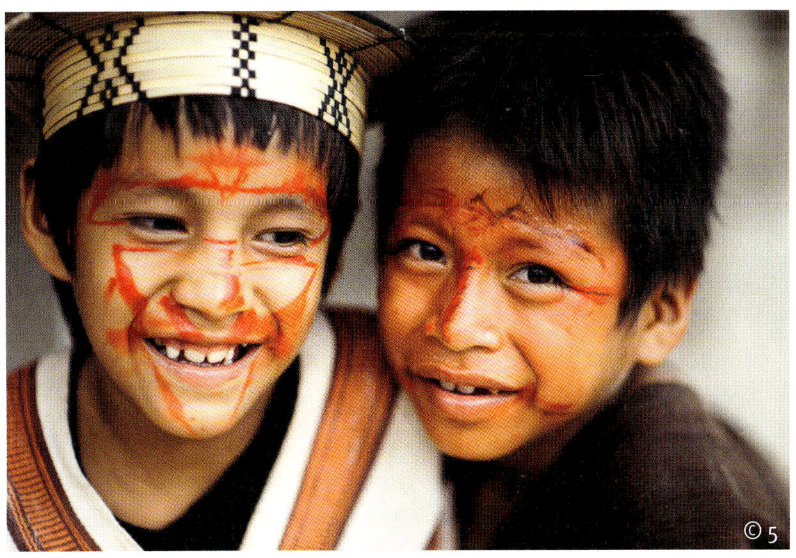

©5

7. Stärkung des Immunsystems

Die Katzenkralle stärkt insbesondere unsere Immunabwehr. Seit Tausenden von Jahren wird sie zur körpereigenen Stärkung der Abwehrkräfte eingesetzt und konnte dies immer schon unter den extremen Bedingungen im Regenwald (Klima, Parasiten usw.) beweisen. Die diversen Studien der letzten Jahre zeigen, was die Ureinwohner schon lange wussten: Uña de Gato wirkt sowohl vorbeugend, als auch bei bereits bestehenden Erkrankungen.

Die in der Katzenkralle vorkommenden Alkaloide, die das Immunsystem unterstützen, sind gleichzeitig frei von Giftstoffen. Vor allem in der Lianenrinde, aber auch in der Wurzel sind diese Alkaloide sehr reichlich vorhanden. Studien konnten nachweisen, dass sich die körpereigene Abwehr um 50 bis 60 Prozent steigern lässt, wenn geringe Mengen dieser Wirkstoffe aufgenommen werden.

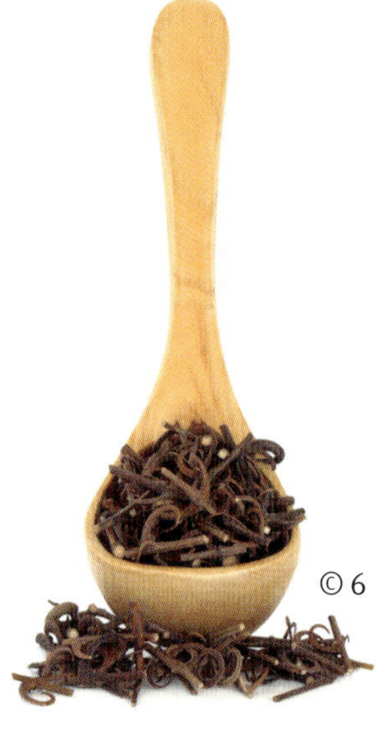

© 6

In einer Studie wurde Ratten acht Wochen lang ein wasserlöslicher Extrakt aus Uña de Gato verabreicht. Das bewirkte einen erheblichen Anstieg an weißen Blutkörperchen, was unsere Immunabwehr stärkt und Infektionen abwehrt. Zudem konnte man messen, dass DNA-Schäden am Einzel- und Doppelstrang durch die Katzenkralle repariert wurden. Eine beeindruckende Wirkung – ganz ohne Nebenwirkungen. In einer anderen Untersuchung wurde erwachsenen Probanden zwei Monate lang ein Katzenkrallenpräparat gegeben. Danach wurden die Studienteilnehmer gegen Pneumokokken geimpft. Die Teilnehmer, die zuvor Katzenkralle erhalten hatten, zeigten eine „statistisch signifikante Stärkung des Immunsystems“ im Vergleich zu den Probanden der Kontrollgruppe, die keinen Extrakt bekommen hatten.

Nachgewiesen ist auch eine Stimulierung des Immunsystems bzw. zweier spezieller Arten von weißen Blutkörperchen: Granulozyten und Makrophagen. Menschen mit geschwächtem Immunsystem, wie AIDS- oder Krebspatienten, können mithilfe der Uña de Gato auf eine Verbesserung ihrer Symptome und ihres Allgemeinzustands hoffen. Darüber hinaus verlängert die Katzenkralle die Überlebenszeit der Lymphozyten und hilft beim Aufbau neuer, gesunder Zellen.

Uña de Gato wird auch oft als „Türöffner“ bezeichnet, weil die Pflanze u. a. durch ihre entgiftende und aufbauende Wirkung einen z. B. durch Allergien belasteten Körper wieder dazu befähigen kann, nach und nach wieder normal zu funktionieren – so wird auch der Weg für andere Maßnahmen wieder geebnet.

8. Heilt Entzündungen und Wunden

Die Dschungelliane ist schon seit Langem bekannt und hat sich bewährt für ihre entzündungshemmende und wundheilende Wirkung. In einem wässrigen Auszug der Katzenkralle konnte man die Hemmung des Transkriptionsfaktors NF-kappa B nachweisen, der für die Entstehung entzündlicher Prozesse mitverantwortlich ist. Auch die in der Rinde enthaltenen Procyanidine (besser bekannt als OPC) und die Chinone zeigten antientzündliche Wirkung.

Die entzündungshemmende Wirkung konnte bereits in einer Studie aus dem Jahr 1991 belegt werden. Hier wurden Ratten mit einem Carrageen-induzierten Pfotenödem mit Katzenkrallen-Extrakt behandelt; in einer anderen Studie im Jahr 2002 wurden

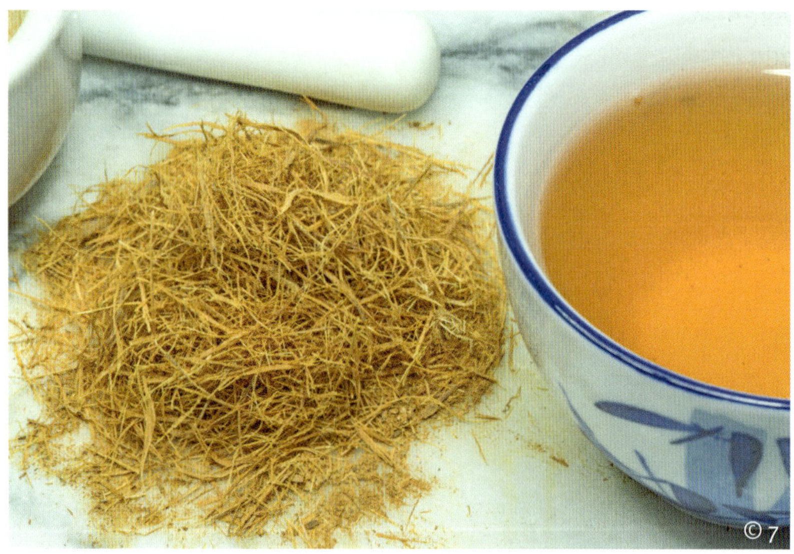

©7

Mäuse mit Carrageen-induziertem Pfotenödem ebenfalls so behandelt. In beiden Fällen war der hydroalkoholische Katzenkrallen-Extrakt einem wässrigen Extrakt der Uña de Gato überlegen.

Äußerlich kann Katzenkralle gegen diverse Entzündungen, Verletzungen und Wunden eingesetzt werden, die damit besser heilen. Auch Hautprobleme wie Ekzeme oder allergische Reaktionen lassen sich durch eine äußerliche Behandlung mit dem Absud oder einer Salbe gut lindern. Die Wundheilung lässt sich ebenfalls günstig beeinflussen, indem der Tee getrunken und die Wunde zweimal täglich mit dem Extrakt ausgewaschen wird.

Uncaria tomentosa eignet sich besonders zur Erhöhung der Widerstandskraft von Patienten, die Antibiotika einnehmen müssen oder unter einem geschwächten Allgemeinzustand leiden. Eine Studie aus dem Jahr 2005 belegte außerdem die schützende Wirkung der Katzenkralle bei Lungenentzündungen, die durch Ozon verursacht werden. Das Inhalieren von Ozon kann zu Entzündungen der Atemwege und zu Lungenfunktionsveränderungen führen. Die Studie zeigte, dass der Extrakt vor den Entzündungen durch Ozon-Inhalationen schützen kann.[3]

9. Krebs und Krebsvorbeugung

Die Katzenkralle gewinnt seit einigen Jahrzehnten immer mehr Bedeutung für die Krebstherapie und auch in der Vorbeugung vor Tumorerkrankungen für Risikogruppen.

In Südamerika wird Uña de Gato schon lange rezeptfrei als Anti-Krebsmittel verkauft. Studien auf der ganzen Welt sind vielversprechend: Ihr werden antitumoröse und antimutagene Eigenschaften zugeschrieben. Das bedeutet, dass sie krankhaften Zellveränderungen entgegenwirken kann.

Katzenkralle wird daher begleitend bei Chemo- und Strahlentherapien eingesetzt, denn sie stimuliert das Immunsystem und kann dazu beitragen, dass sich die Patienten schneller von einer Chemotherapie erholen. Krebspatienten, die zusätzlich zu herkömmlichen Behandlungsmethoden mit Uña de Gato behandelt wurden, litten auffällig weniger unter den Auswirkungen von Strahlen- und Chemotherapie. Erwiesen ist gleichfalls, dass durch die Katzenkralle schädliche Medikamentenrückstände der konventionellen Therapien rascher vom Körper ausgeschieden werden und so die Gesundung verbessert wird.

Die Katzenkralle eignet sich sehr gut, um Krebs vorzubeugen. Sie hilft, den Anteil der T-Lymphozyten und die Makrophagen-Produktion zu erhöhen, das Blut zu tonisieren, also zu kräftigen, und Infekte verschiedenster Art zu bekämpfen. Außerdem unterstützt sie den Körper bei der Reparatur der Lipid-Matrix in den Zellwänden – dadurch erhöht sie den Schutz der Zellen vor dem Eindringen schädlicher Stoffe –, und stoppt die Ausbreitung virusbelasteter Zellen.

Besondere Hilfe gegen Lungenkrebs

Die Uña de Gato hat eine hervorragende Wirkung auf unsere Atemorgane. Sie fördert den Auswurf, sorgt für einen besseren Sauerstofftransport und verbessert die Qualität der Atemluft, indem sie schädliche Mikroben in der Atemluft scheinbar zerstört, bevor diese im Körper Schaden anrichten können.

Das Pflanzenpulver der Katzenkralle kann das Risiko, an Lungenkrebs zu erkranken, um durchschnittlich 50 Prozent reduzieren. Das konnte die groß angelegte „Mailänder Studie“ unter Studienleiter Renato Rizzi nachweisen, die sich mit der vorbeugenden Wirkung der Urwaldpflanze beschäftigte. Bekannt ist, dass der Urin von Rauchern häufig krebserregende Substanzen enthält. An der Mailänder Universität wurde bei mehr als 100 aktiven Rauchern und Passivrauchern eine Untersuchung mit Uña de Gato durchgeführt, da die Liane auf diese mutierten Stoffe anspricht. Zu Beginn der Untersuchung befanden sich im Urin aller rauchenden und mitrauchenden Teilnehmer krebserregende Stoffe. Raucher und Passivraucher bekamen täglich einen Liter Katzenkralle-Tee zu trinken. Schon kurz nach der Einnahme waren die schädlichen Stoffe im Urin stark reduziert. Und nachdem die Raucher/Passivraucher dann zwei Wochen lang Uña de Gato eingenommen hatten, war ihr Urin völlig frei von den schädlichen Substanzen. Während der Einnahmezeit konnten auch keine Neubildungen der Stoffe durch das Rauchen festgestellt werden. Dieser Effekt war sogar zehn Tage nach der letzten Einnahme von Uña de Gato nachweisbar. Außerdem berichteten die Probanden, dass sie merklich besser Luft bekamen, der „Raucherhusten“ zurückging und vereinzelt auch die Lust auf eine Zigarette verringert wurde. In der Kontrollgruppe hingegen, die statt der Liane ein Placebo erhalten hatte, blieb die Konzentration im Urin an krebserregenden Stoffen durch das Rauchen unverändert hoch.

Doch nicht nur in Bezug auf Lungenkrebs verbesserten sich die Abwehrkräfte hervorragend. Das Gesamtpotenzial an Stoffen, die an einer beliebigen Stelle im Körper Krebs auslösen können, sank im Urin um 33 bis 63 Prozent.

Ein Geschenk für Raucher

Vor allem Aktiv- und auch Passivraucher können sehr von der Kraft der Katzenkralle profitieren, genauso wie Menschen mit Atemwegserkrankungen, und zur Vorbeugung auch alle, die ihre Immunkraft langfristig stärken möchten und so vor vielen Krankheiten gefeit sind. Die immunstärkenden Wirkstoffe der Katzenkralle können die Giftstoffe, die der Körper beim Rauchen aufnimmt, unschädlich machen – sie wirken antioxidativ. Die negative Wirkung von Umweltgiften auf den Körper wird generell in erheblichem Maße reduziert.

Weitere Studien zu Krebs

Mehrere wissenschaftliche Untersuchungen belegen, dass Katzenkralle unterstützend bei der Zerstörung von Tumoren und Krebszellen wirken kann. Dieser Nachweis wurde im Reagenzglas erbracht. Eine In-vivo-Studie zeigte weiterhin, dass Katzenkralle das Wachstum menschlicher Brustkrebszellen der Zelllinie MCF-7 verhinderte, da sie krankhafte Veränderungen der Zellen und auch die Ausbreitung der Krebszellen verhindert.[4]

Die Katzenkralle hilft auch, den Anteil der T-Lymphozyten und die Makrophagen-Produktion zu erhöhen, was gerade bei Krebs äußerst wichtig erscheint. In einer Studie an Mäusen mit Krebs konnte ein alkoholischer Auszug der Katzenkralle das Tumorwachstum deutlich reduzieren.[5]

Erfolgreich gegen Leukämie

Auch bei der Bekämpfung von Leukämie wurde die Uña de Gato bereits erfolgreich eingesetzt. Das zeigen die Ergebnisse einer Studie, die im März 2006 in der Zeitschrift *British Journal of Haematology* zu lesen waren. Hier wurde erstmals die anti-proliferative (hemmt die Ausbreitung) und apoptotische (verursacht den Selbstmord kranker Zellen) Wirkung von fünf besonders wirkungsvollen Oxindolalkaloiden (Isopteropodin, Pteropodin, Isomitraphyllin, Uncarin F und Mitraphyllin) der Katzenkralle untersucht. Vier dieser Alkaloide hemmten im Labor eindeutig die Ausbreitung menschlicher Leukämiezellen. Zudem war hierbei auffällig, dass die Alkaloide Pteropodin und Uncarin F am besten das Wachstum menschlicher Krebszellen hemmten. Außerdem bewirkten sie, dass die Zellen ihren programmierten Zelltod (Apoptose) durchführten. Die Forscher vermuten nun, dass diese speziellen Wirkstoffe der Katzenkralle fähig sind, nicht nur ein Fortschreiten von Krebs zu verhindern, sondern dass sie sogar selbst die Krebszellen abtöten.

Eine im *Journal of Alternative and Complementary Medicine* publizierte Studie aus dem Jahr 2015 konnte zeigen, dass Uña de Gato besonders hilfreich ist für Patienten im fortgeschrittenen Krebsstadium, indem sie zusätzlich zu ihrer Anti-Krebs-Wirkung auch die Lebensqualität der Patienten steigert und ihre Müdigkeit reduziert.

Erhöht die Produktion der weißen Blutkörperchen

Bei einer anderen Studie am Institut für Pharmakognosie (Arzneipflanzenforschung) an der Universität Innsbruck wurde festgestellt, dass die Katzenkralle die Produktion der weißen Blutkörperchen erhöht. Auch die Aktivität von Fresszellen wird unter Einnahme von Uña de Gato gesteigert. Schädliche Fremdstoffe und Mikroorganismen können dadurch besser neutralisiert werden. Verantwortlich hierfür sind wieder die speziellen *Uncaria*-Alkaloide, die Hauptwirkstoffe der Katzenkralle. Eine andere Gruppe von Wirkstoffen der Pflanze – die Chinone – bekämpfen nachweislich in großem Umfang krankmachende Viren im Körper.

Mittlerweile gibt es in der westlichen Schulmedizin bereits erste Medikamente, die die Heilkraft der Liane nutzen. In Form von Kapseln, Pulver und Tropfen werden die Wirkstoffe vor allem zur Stärkung des Immunsystems eingesetzt. Ein Tee aus den Wurzeln und der Innenseite der Liane ist die häufigste und ursprünglichste Anwendungsform in indianischer Heiltradition.

Eine Vertriebsfirma für Regenwaldpflanzen mit Sitz in Prag berichtet von einer 58-jährigen Holländerin mit Eierstock- und Gebärmutterhalskrebs, die als austherapiert galt, weil eine Operation nicht möglich war. Statt ihre prognostizierte Lebenserwartung von drei Monaten abzusitzen, nahm sie täglich Uña-de-Gato-Kapseln ein – und wurde wieder gesund.

10. Hilft gegen Viren, Parasiten und bei Pilzerkrankungen

Die Katzenkralle verwendet man zur Behandlung aller Krankheiten, die von Parasiten und Viren verursacht werden, und auch bei Pilzerkrankungen (wie Candida). Im Labor zeigten sechs Chinone der Liane antivirale Eigenschaften bei zwei Virusinfektionen (Vesicular-Stomatitis-Virus und Rhinovirus 1B).

Als man Katzen, die mit Retroviren infiziert waren (diese sind unbehandelt zu 90 Prozent tödlich), bestimmte Alkaloide (pentazyklische Oxindolalkaloide) der Liane spritze, wurde bei immerhin 85 Prozent der Tiere eine Rückbildung der Krankheitssymptome erreicht. Nach fünf Monaten waren 44 Prozent der Katzen völlig virenfrei.[6]

Schützt vor Herpes

Viele Menschen tragen einen Herpesvirus im Körper, von dem sie gar nichts wissen. Bei den meisten schlummert das Virus unbemerkt ein Leben lang, bei manchen erwacht es zwischendurch und verursacht Bläschen an der Lippe, Ausschlag oder Geschwüre, und schläft dann wieder weiter. Schlimm wird es, wenn Herpes richtig aktiv wird, die Nerven befällt und schwere Neuralgien und Schwächezustände verursacht, die Menschen in tiefe seelische und körperliche Erschöpfungszustände hineinmanövriert. Hier ist die schulmedizinische Hilfe bisher meist sehr spärlich und die Leidenswege sind lang.

Die Katzenkralle ist hier eine wertvolle Chance. Sie kann – das zeigen Studien – Herpes tatsächlich bremsen. Beispielsweise wurde im Jahr 2011 eine Untersuchung in der Zeitschrift *Food and Chemical Toxicology* veröffentlicht. Im Reagenzglas wurden hier die verschiedenen Reaktionen von Uña de Gato auf Herpes beobachtet. Die Wissenschaftler konnten antimutagene und antiherpetische (gegen das Herpesvirus wirkende) Aktivitäten feststellen. Die antiherpetische Wirkung führten die Forscher auf die Polyphenole zurück, die synergistisch mit den Oxindolalkaloiden und mit den Chinonen der Pflanze zusammenwirken.

Hilft bei Borreliose

Die *Uncaria tomentosa* soll auch Neurotoxine blockieren können. Die durch Zecken übertragbare Borreliose ist eine Multi-Systemerkrankung, die jedes Organ befallen und jedes Symptom vortäuschen kann. Die Krankheitserreger entziehen sich dem Abwehrsystem, Antibiotika sind oft machtlos gegen sie. Manchmal fügen sie den Borreliose-Patienten sogar beträchtlichen Schaden zu.

Klinghardt-Therapie

Das Therapiekonzept des Arztes und Kinesiologen Dr. Dietrich Klinghardt gegen die vielfältigen Ursachen und Symptome der Lymeborreliose umfasst vier Schwerpunkte:

1. Erlösung vom seelischen Stress der Krankheit
2. Regulierung des Immunsystems
3. Entgiftung des Körpers und Ausleitung von Toxinen und Säuren
4. Bekämpfung krank machender Keime und Parasiten

Zur Bekämpfung krank machender Borrelien setzt der bekannte Mediziner die Katzenkralle (*Uncaria tomentosa*) ein. Sie hat starke antibiotische, antifungizide und antivirale Eigenschaften und wird zusätzlich gegen die mit den Borrelien übertragenen Keime wie Baesien, Rikettsien usw. eingesetzt. Um die Parasiten aus der Zelle zu ziehen, wird zusätzlich zur Uña de Gato ein Mittel aus Noni-Borke verwendet.[7]

Borreliose-Therapie nach Buhner

Stephen Harrod Buhner ist ein bekannter amerikanischer Phytotherapeut aus Vermont, Neuengland, wo Borreliose epidemisch auftritt. Seine Therapie („Die Buhner-Protokolle") mit vier verschiedenen Schwerpunkten basiert auf drei klinisch geprüften Heilpflanzen, die die Spirochätenzahl (Bakterien, die die Borreliose mitverursachen) reduzieren, zugleich die Immunfunktionen stärken und die primären Symptome der Krankheit (Erschöpfung usw.) mildern können. Hierzu gehört die Katzenkralle, der Japanische Staudenknöterich (aus Ostasien) und die indische Pflanze Kalmegh (*Andrographis paniculata*).[8]

11. Heilung für die Gelenke: Rheumatoide Arthritis und Arthrose

Genauso gelenkig und geschmeidig wie die Katzenkralle sich im Regenwald an mächtigen Bäumen hocharbeitet, kann sie diese Fähigkeit auch an den Menschen weitergeben, wie neue Studien eindrucksvoll belegen. Sie zeigen, dass die Katzenkralle die leidigen Symptome von *Osteoarthritis* (Arthrose, also chronisch-degenerative Gelenkveränderungen mit Knorpelabbau, die mit Schmerzen und Funktionseinschränkungen einhergehen) und von *rheumatoider Arthritis* (RA, auch chronische Polyarthritis, die häufigste entzündliche Erkrankung der Gelenke) spürbar lindern kann.

Bei einer Studie mit 45 Teilnehmern, die an Kniearthrose litten, erhielten die Patienten vier Wochen lang entweder 100 mg gefriergetrocknete Uña de Gato oder ein Placebo. Das Ergebnis: Die Schmerzen bei Bewegung verringerten sich bei den Betroffenen signifikant, und zwar bereits in der ersten Woche der Behandlung. Knieschmerzen im Ruhezustand und der Knieumfang hingegen wurden in dieser Zeit nicht auffällig verbessert. Die Studie von 2001 ergab dennoch: Die Katzenkralle ist ein wirksames Arthrose-Medikament ohne nennenswerte Nebenwirkungen.

In einer anderen Untersuchung, deren Ergebnisse in der April-Ausgabe 2002 des *Journal of Rheumatology* veröffentlicht wurden, wurde die Wirkung der Katzenkralle bei Patienten mit rheumatoider Arthritis (RA) überprüft, die zu dieser Zeit herkömmliche Rheumamedikamente einnahmen. Diese Studie kam zu dem Ergebnis, dass eine Einnahme über einen Zeitraum von 24 Wochen von Katzenkrallen-Extrakt im Vergleich zur Kontrollgruppe (die die Standardtherapie weiterführte) zu einer deutlichen Reduktion der Anzahl schmerzhafter Gelenke führte.

Hilfe bei chronischer Polyarthritis

Eine Untersuchung über den Zeitraum von drei Jahren an der Abteilung für Innere Medizin der Uniklinik Innsbruck konnte zeigen, dass die mit der Krankheit einhergehende Bewegungseinschränkung durch die Gabe eines Katzenkrallenpräparates eindeutig gebessert werden kann. 40 Patienten, alle um die 50 Jahre alt, nahmen an der Studie teil. Allen gemeinsam war, dass sie zu Beginn der Studie schon seit etwa sieben Jahren an einer aktiven, chronischen Polyarthritis litten, bei der es zu einer schmerzhaften Schwellung mehrerer Gelenke kommt.

Die Hälfte der Probanden wurde fünf Monate lang mit einem Placebo behandelt, die anderen 20 Patienten erhielten ein Katzenkrallenpräparat. In der Folge zeigte sich bei der Katzenkrallen-Gruppe eine Besserung der Beschwerden, bei der Placebo-Gruppe hingegen gab es keine Verbesserung.

Daran anschließend wurde die Uña de Gato allen Probanden für sieben Monate verordnet – mit dem Erfolg, dass bei allen Betroffenen eine Reduzierung der Morgensteifigkeit sowie ein Rückgang der Anzahl der geschwollenen Gelenke registriert werden konnte – und das bei fast keinen Nebenwirkungen. Die Katzenkralle „beruhige“ jene überaktiven T-Lymphozyten, die bei Rheuma die Knorpelzellen in den Gelenken angreifen, so das Team der Innsbrucker Studie.

12. Unterstützende Therapie bei AIDS?

Natürliche Heilmittel gegen HIV und AIDS, zu denen auch die Katzenkralle gehört, sind vielfach in Gebrauch. In der Südhälfte Afrikas sind heute ungefähr 25,5 Millionen Menschen mit HIV infiziert. Aber auch hierzulande und auf dem restlichen Teil des Erdballs nehmen HIV-Patienten die Katzenkralle ein – um ihr Immunsystem gegen das Virus zu stärken und um die schulmedizinischen Behandlungen begleitend zu unterstützen.

Die Wirkung der Katzenkralle gegen HIV basiert auf verschiedenen Alkaloiden, die das Immunsystem beeinflussen und das Fortschreiten der Krankheit verzögern sollen. Der genaue Wirkmechanismus ist noch ungeklärt. Bisher liegen lediglich Einzelerfahrungen von Menschen mit HIV bzw. AIDS vor, die Uña de Gato über mehrere Jahre regelmäßig eingenommen haben. Am wirksamsten hat sich die Therapie bei Menschen mit ersten klinischen Symptomen und einer verminderten CD4-Zellzahl erwiesen. Bei diesen Betroffenen konnten die CD4-Zellzahlen verbessert werden und die klinischen Symptome der Infektion reduzierten sich durch die Katzenkralle.

Menschen mit einer AIDS-Erkrankung sollten Katzenkrallen-Produkte immer in Kombination mit schulmedizinischen Präparaten gegen HIV einnehmen. Die Therapie scheint bei den meisten Patienten einen verzögernden Einfluss auf das Fortschreiten der Krankheitssymptomatik und die Entwicklung des Vollbildes zu haben. Nach bisherigen Erfahrungen sind die Katzenkrallen-Mittel bei AIDS über eine längere Zeit gut verträglich und haben keine schwerwiegenden Nebenwirkungen. Dennoch liegen bis jetzt keine unabhängigen Testreihen über die Wirksamkeit der

Therapie bei einer größeren Zahl von Menschen mit HIV und AIDS vor.

Aber Achtung: Wegen möglicher Wechselwirkungen mit den herkömmlichen AIDS-Medikamenten sollte man immer auch Vorsicht walten lassen und die zusätzliche Einnahme der Katzenkralle mit dem behandelnden Arzt absprechen. Eine Studie aus dem Jahr 2011 zeigte, dass natürliche Heilmittel wie die Katzenkralle „möglicherweise signifikante Reaktionen" mit antiretroviralen Medikamenten hervorrufen können. Diese Medikamente werden verabreicht, um eine Ausbreitung des AIDS-Virus zu verlangsamen. Daher gibt es eben auch Stimmen, die besagen, dass man bis die Katzenkralle eher nicht mit konventionellen Medikamenten kombinieren sollte, da sonst unerwünschte Wechselwirkungen auftreten können. Das sagt zumindest die Wissenschaft, da ihr bisher kontrollierte klinische Versuchsreihen dazu fehlen. Die Deutsche AIDS-Hilfe e.V. schreibt zur Katzenkralle in ihrer Broschüre *Komplementäre Therapien 2010*: „Bei Menschen mit einer unbehandelten HIV-Infektion ist eine Immunstimulation schädlich. In diesem Fall sollte auf eine Anwendung verzichtet werden bzw. diese nur in Absprache mit dem HIV-Arzt/Ärztin erfolgen"[9]

Andererseits zeigte eine andere unkontrollierte Studie ohne Vergleichsgruppe ganz klar: Die Katzenkralle hat einen positiven Effekt auf die weißen Blutkörperchen bei HIV-Patienten – sie tut den Betroffenen also gut! Weitere Studien zur endgültigen Abklärung laufen.

13. Antioxidative Eigenschaften und Vitalisierung durch Entgiftung

Verschiedenen Studien zufolge kann Uña de Gato unsere Immunabwehr um 50 bis 60 Prozent erhöhen. Ihre antioxidative Wirkung soll, so die Forschung, sogar 3,18-mal höher sein als die des viel gepriesenen Vitamin C. Die Katzenkralle schützt uns also einerseits vor Erkrankungen (Prävention), gleichzeitig belebt und verjüngt sie uns – unter anderem durch ihre antioxidative Wirkung. Unsere Zellen bleiben jünger, die Sauerstoffversorgung des Körpers – und damit der gesamte Stoffwechsel – wird verbessert durch die Vermehrung der roten Blutkörperchen. Die Mitochondrien, die „Kraftwerke" in unseren Zellen, werden gestärkt und so verbessert die Uña de Gato unsere körperliche und auch die seelische Belastbarkeit. Dazu kommt die blutdrucksenkende und entwässernde Wirkung sowie die verbesserte Genesung von Viruserkrankungen. Und so ist die Katzenkralle die ideale Pflanze für die Prävention und die Verbesserung von Lebensqualität und Lebenserwartung.

So bewirkt der unscheinbare rotbraune Bast aus der inneren Rinde der tropischen Katzenkralle im menschlichen Organismus Erstaunliches. Die Immunabwehr und die Selbstheilungskräfte laufen zu Hochform auf, dadurch werden eine Vielzahl von sogenannten „Zivilisationskrankheiten" im Keim erstickt oder gemildert. Und durch die reinigende und regulierende Wirkung der Regenwaldranke wirkt sie wie ein „Türöffner" – sie eröffnet z.B. austherapierten Patienten neue Behandlungsmöglichkeiten und wirkt wie ein „Katalysator" für andere Therapien.

Gut zu wissen!
Nahezu alle Menschen mit chronischen Erkrankungen weisen eine erhöhte Belastung mit Umweltgiften auf. Dies führt zu einer Schwächung des Immunsystems, die der Boden für alle chronischen Erkrankungen ist, insbesondere für Krebs. Der Organismus hat nur sehr begrenzt die Möglichkeit, diese Giftstoffe selbst auszuscheiden. Häufig kann der Körper auch nicht auf zugeführte Arzneien reagieren, solange diese Giftstoffe die Regulation des Organismus blockieren. Die Basis sämtlicher Therapien bei solch chronischen Verläufen ist also immer die gezielte Entgiftung und Reinigung des Körpers.

Als vorbeugende Kur zur Entgiftung wird eine dreimonatige regelmäßige Anwendung empfohlen (täglich einen Liter Tee aus dem Bast der inneren Rinde trinken, Rezept siehe S. 67). Ist man bereits krank, hängt die Anwendungsdauer und -menge des Absuds vom konkreten Fall ab; meist sind es dann mindestens sechs Monate.

Die Katzenkralle hat zahlreiche wertvolle Wirkstoffe, die bei vielen Beschwerden eingesetzt werden, etwa bei Schlafstörungen, bei allgemeiner und auch chronischer Erschöpfung, zur Vorbeugung von Erkältungen und anderen Infektionen sowie Parasitenbefall. Der Tee kann auch für die äußerliche Behandlung und für Waschungen eingesetzt werden – das Hautbild soll sich dadurch verbessern und verfeinern. Das gilt auch für das tägliche Trinken des Tees; in Südamerika wird der Tee der Liane sehr häufig konsumiert. Er belebt, tonisiert, entschlackt den Körper und soll auch den Geist aktivieren, ohne uns künstlich aufzuputschen.

Gut zu wissen!

Ein typisches Zeichen für das enorme Entgiftungspotenzial der Katzenkralle ist das folgende: In den ersten Tagen, wenn man den Tee trinkt, weist der Urin einen starken, ätzenden Geruch auf und verfärbt sich, das ist auch oft beim Stuhl der Fall. Das weist auf die reinigende Wirkung der Liane hin. In unserer umweltbelastenden Zeit ist die Entgiftungswirkung besonders interessant, weil man damit das Risiko für eine ganze Reihe von Krankheiten eindämmen und die natürlichen Abwehrkräfte beachtlich stärken kann. Außerdem werden schädliche Fremdstoffe und krank machende Mikroorganismen neutralisiert.

Auch Sportlern tut der Tee gut. Die Uña de Gato fördert die Bildung von roten Blutkörperchen, wodurch das Blut den Sauerstoff besser transportieren kann, was wiederum die körperliche Leistung und Ausdauer verbessert.

14. Hilft bei Erkrankungen des Verdauungstraktes

Die Katzenkralle verbessert ganz allgemein die Leistung unserer Verdauung. Schon nach wenigen Tagen der Einnahme wird die Konsistenz des Stuhls fester und Blähungen sowie Reizzustände bessern sich. Ursprünglich wurde Uña de Gato bei Entzündungen von Darm und Magen eingesetzt, bis hin zu Magengeschwüren. Im Dünndarm hilft sie bei der Erneuerung vorteilhafter Bakterien. Sie wirkt generell antimikrobiell, das heißt, sie tötet Mikroorganismen ab.

Aber auch schwerere Erkrankungen des Darmes kann die Regenwaldpflanze lindern oder sogar heilen, z.B. Morbus Crohn. Die naturheilkundliche Therapeutin Sataya Ambrose, Gründungsmitglied des Oregon College für Orientalische Medizin, bezeichnet die Katzenkralle als hilfreiches Mittel in der Behandlung von Patienten mit Morbus Crohn. Und Brent Davis, ein amerikanischer Phytotherapeut, der bereits seit 1988 mit Uña de Gato arbeitet, betitelt die Dschungelranke als „The Opener of the Way", was so viel wie „Der Türöffner zu neuen Erkenntnissen" bedeutet. Er weist vor allem auf die außerordentlich reinigende Wirkung der Katzenkralle im gesamten Magen-Darm-Trakt hin, was speziell für Menschen mit Magen-Darm-Erkrankungen sehr hilfreich ist, insbesondere für Patienten mit Morbus Crohn.

Morbus Crohn ist eine Darmerkrankung, die Entzündungen am Gewebe der Darmwand verursacht. Betroffene leiden unter Bauchschmerzen, schwerem Durchfall, Gewichtsverlust, allgemeiner Erschöpfung und letztendlich an Unterernährung, weil die zugeführten Vitalstoffe nicht verwertet werden können.

Die Katzenkralle (*Uncaria tomentosa*) kann die Heilung dieser Entzündungen im Darm unterstützen. Sie hilft zudem bei vielen weiteren Verdauungsbeschwerden, etwa Colitis (Darmentzündung), Gastritis (Magenschleimhautentzündung), Hämorrhoiden, Magengeschwüren und bei Leaky-Gut-Syndrom (Barrierestörung der Darmschleimhaut), Verstopfung, Blähungen, Divertikel usw.

15. Repariert DNA-Schäden

Verschiedene Studien mit Testpersonen haben ergeben, dass wasserlösliche Extrakte der *Uncaria tomentosa* die Reparatur von DNA-Schäden, die Reaktion der Mitogene (Proteine, die die Zellteilung anregen) sowie die Erholung der Leukozyten nach Schäden durch eine Chemotherapie verbessern können. (Die Chemotherapie ist heute noch immer die gängigste konventionelle Therapieform bei Krebs. Leider hat sie viele negative Nebenwirkungen, z.B. eine Schädigung der DNA, auch bei gesunden Zellen.)

Eine Studie mit Patienten, die im Vorfeld eine Chemotherapie durchlaufen hatten, erforschte die Wirkung von Katzenkrallenextrakt (wasserlöslich, 250 und 350 mg/Tag) über einen Zeitraum von acht Wochen. Die Wirkung war hervorragend: Die Wissenschaftler konnten nach diesem Zeitraum einen deutlichen Rückgang der DNA-Schäden registrieren. In beiden Gruppen, die den Katzenkrallen-Extrakt eingenommen hatten, war die DNA-Reparatur im Gegensatz zur Kontrollgruppe (die keine Katzenkralle bekommen hatte) deutlich verbessert. Beide Gruppen zeigten nach der Einnahme eine höhere Anzahl an weißen Blutkörperchen, was günstig für den weiteren Heilungsverlauf ist, da bei einer Chemotherapie die weißen Blutkörperchen zerstört werden, wodurch die Infektanfälligkeit steigt.[10]

Natürlicher Sonnenschutz

Eine andere Untersuchung beschäftigte sich mit der Wirkung von wasserlöslichem Katzenkrallen-Extrakt auf die Stärkung der DNA-Struktur bei menschlichen Hautzellen. Die Ergebnisse zeigten, dass der Extrakt menschliche Hautzellen vor dem Tod durch ultraviolette Strahlung schützt. Die Katzenkralle stärkt darüber hinaus die Fähigkeit der Hautzellen, durch UV-Licht verursachte DNA-Schäden zu reparieren. So könnte die Katzenkralle demnächst auch als natürliches Sonnenschutzmittel in Betracht kommen.[11]

16. Senkt den Blutdruck, schützt das Herz

Die Katzenkralle kann auf natürlichem Weg den Blutdruck senken, das zeigen verschiedene Studien. Die positive Wirkung der Pflanze auf unseren Blutdruck scheint von dem Alkaloid Hirsutin herzurühren. Dieser Pflanzenstoff wirkt besonders in den Kalziumkanälen des Herzens und der Blutgefäße als Kalziumkanalblocker. Die blutdrucksenkende Wirkung wird erzielt, weil Hirsutin das Eintreten von Kalzium in Herzzellen und Blutgefäßwände verhindert. Zudem werden die Blutgefäße durch Hirsutin geweitet und entspannt, was einen gesunden und reibungslosen Blutfluss garantiert, wodurch ein Überdruck dann nicht mehr nötig ist.[12]
Außerdem hat die Katzenkralle die Fähigkeit, eine Ansammlung von Blutplättchen sowie die Entstehung von Blutgerinnseln zu verhindern. Daher kann Uña de Gato zur Abwehr von Herzinfarkten und Schlaganfall eingesetzt werden und dient auch bei gesunden Menschen zur Vorbeugung von Herz-Kreislauf-Erkrankungen. Die Wirkung der Heilpflanze senkt also nicht nur den Blutdruck und verbessert die allgemeine Blutzirkulation im Körper, sie verhindert auch Ablagerungen und die Bildung von gefährlichen Blutgerinnseln – sowohl in den Arterien, als auch im Herz und im Gehirn.

Gut zu wissen!
In der TCM (Traditionellen Chinesischen Medizin) wird eine Nebenart der Katzenkralle, der Indische Morgenstern (*Uncaria rynchophylla*) als Blutdrucksenker sowie zur Linderung diverser neurologischer Symptome eingesetzt.

17. Kombination mit anderen Regenwaldpflanzen

Im Fall von ernsten Erkrankungen mischen die Asháninka und andere indigene Stämme den Uña-de-Gato-Extrakt auch mit anderen Regenwaldpflanzen. Meist sind es die Frauen der Stämme, die sich bestens mit der Anwendung der Katzenkralle auskennen und auch damit, welche anderen Pflanzen sich je nach Krankheit damit kombinieren lassen – für eine noch bessere Heilwirkung durch die Synergie der Pflanzen. Häufig mit der Katzenkralle kombinierte Pflanzen aus dem Regenwald sind die Folgenden.[13]

Chuchuhuasi

Chuchuhuasi bedeutet eigentlich „zitternder Rücken". Es handelt sich hier um die sehr robuste Rinde oder Wurzel eines mächtigen Amazonas-Baumes namens *Maytenus laevis*. Die Rinde wird als Mittel gegen Arthritis und Rheuma und – wie der Name schon sagt – auch bei Rückenschmerzen eingenommen.

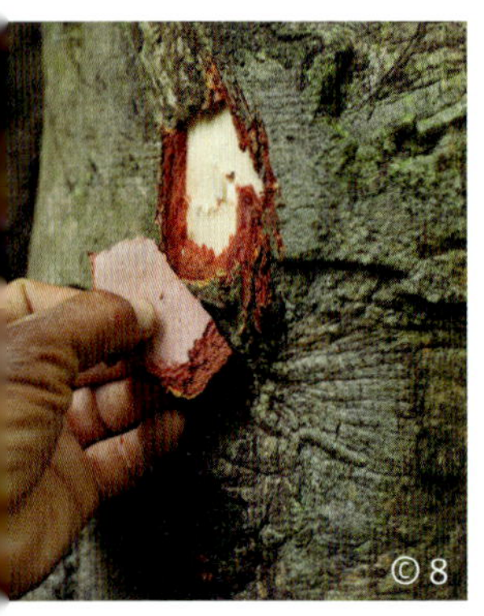
©8

Sie soll auch eine aphrodisierende Wirkung haben und ist Teil von „Siete Raizes", einem stimulierenden Urwaldtrunk aus sieben Wurzeln und Hölzern (siehe S. 62). Als Tee hilft die Rinde bei Ruhr, Durchfall, Magenproblemen und bei Menstruationsstörungen. Der Pflanzensaft der inneren Rinde wird von den Indio-Frauen als Verhütungsmittel verwendet, in den ersten drei Wochen einer Schwangerschaft soll der Saft auch abtreibende Wirkung haben – so ist es von den Indio-Frauen überliefert.

In den 1960er-Jahren entdeckte eine Pharmafirma aus den USA, dass Chuchuhuasi-Blätterextrakt einen starken immunsteigernden Effekt hat. Forscher von der katholischen Universität in Rom entdeckten, dass die in Alkohol eingelegte Rinde als Heilmittel bei Hautkrebs eingesetzt werden kann. Die Forschung ergab, dass die Rinde große Mengen der natürlich antitumorwirksamen Substanzen Tingenon und Pristimeran enthält; beide gehören zu den sogenannten Triterpenen. Bei Untersuchungen an der italienischen Universität in Cattolica wurde dies nochmals bestätigt; zusätzlich zeigte die Stammrinde des Baumes starke entzündungshemmende Wirkung. Wissenschaftler an der Universität Tokio isolierten im Jahr 1993 aus der Rinde zahlreiche hochwirksame Alkaloide.

US-Forscher in North Carolina konzentrieren sich hingegen vor allem auf die Wirkstoffe der Chuchuhuasi, die die Proteinkinase C (PKC) verhindern können. PKC scheint bei der Entstehung vieler Krankheiten beteiligt zu sein, so kann ein PKC-Hemmer wie Chuchuhuasi möglicherweise dabei helfen, dass Krankheiten wie rheumatoide Arthritis, Asthma, Gehirntumore, Karzinome und Herz-Kreislauf-Erkrankungen nicht zum Ausbruch kommen.

Chanca Piedra

Chanca Piedra heißt „Steinbrecher" (*Phyllanthus niruri*) und verrät damit auch das Hauptanwendungsgebiet des kleinen peruanischen Strauches: Nieren- und Gallensteine. Die gesamte Staude dient zur sehr wirkungsvollen Therapie von Steinen in Leber, Niere und Blase, zudem hilft sie bei Ödemen und reduziert zu hohe Harnsäurespiegel. Blätter und Kerne der Früchte werden bei Gelbsucht, Diabetes und Hautproblemen gegeben. Durch Kochen der Blätter und die Zugabe von Salz und Zitronensaft ergibt sich ein Medikament, das bei Grippe, Erkältung, Verstopfung oder Magenbeschwerden eingesetzt werden kann.

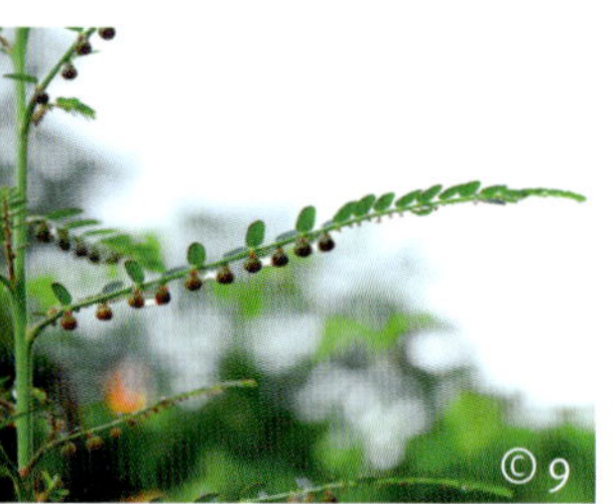
©9

Die Asháninka behandeln mit Chanca Piedra Krebs, Hepatitis und Hautleiden. Brasilianische Forscher haben eine starke, lang anhaltende schmerzblockierende Wirkung durch die Wurzeln, die Stängel und das Laub der Pflanze festgestellt, die dreimal so stark sein soll wie Morphin bei entzündlichen Schmerzen.

Sangre de Drago

Sangre de Drago heißt „Drachenblut" oder auch „flüssiger Verband". Der aus dem Schnitt der Rinde austretende blutrote Saft ist im ganzen Amazonasgebiet bekannt für seine wundheilenden Eigenschaften. Lokal aufgetragen stoppt der Saft erstaunlich schnell die Blutung aus der Wunde und desinfiziert diese gleichzeitig.

Außer bei Schnitten und Wunden hat das Drachenblut noch viele weitere Indikationen. In Ecuador schluckt man den Baumsaft bei Durchfall oder man macht damit bei Zahnfleischentzündungen oder nach Zahnextraktionen eine Mundspülung. In Brasilien gilt der Saft als Heilmittel gegen Furunkel und Geschwüre. In Peru verordnen die Schamanen Sangre de Drago, um Wunden zu heilen und innerlich zur Kräftigung, als Gegenmittel bei Vergiftungen sowie als Medizin bei Tumoren. Auch bei Durchfall (auch infektiösem), Mandelentzündung, Tuberkulose, Verdauungsproblemen, Herpes, Magengeschwür, bei starken vaginalen Blutungen nach einer Entbindung, Lungenproblemen, Husten und Grippe kommt die Pflanze zum Einsatz. Die übliche Dosis beträgt fünf bis zehn Tropfen verdünnt mit Alkohol, Milch oder Wasser.

Die derzeit laufenden Forschungen bezüglich Sangre de Drago sind immens. Patente wurden bisher erteilt für den Gebrauch als antivirales Mittel, als Wundheilungsmittel und als entzündungshemmendes Medikament. Auch zur Behandlung von Krebs laufen Untersuchungen. Besonders geht es hier um das Alkaloid Taspin. Dieses kann Viren hemmen, die bösartige Krankheiten wie Sarkome und Leukämie hervorrufen können. Bedeutsam ist auch die hohe Konzentration an OPC und Tanninen zur Unterstützung von vielfältigen Heilungsprozessen. Die Pflanze ist auch eine wertvolle Hilfe bei Herpes genitalis und hat eine antibiotische Wirkung gegen verschiedene schädliche Keime (E.-Coli-Bakterien, *Bacillus subtilis*).

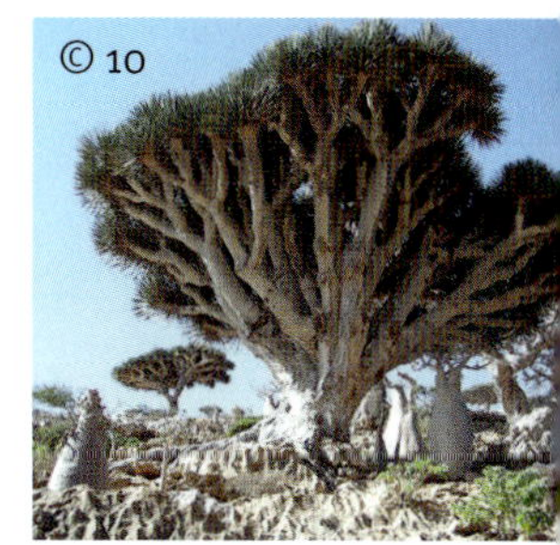
© 10

Tawari Amarillo / Lapacho

Tawari ist ein sehr hoher, herrlich rot oder violett blühender Baum, der im tropischen Regenwald wächst. Er gehört zu den Trompetenbaumgewächsen und hat eine heilsame innere Rinde, die von indigenen Völkern häufig zu Heilzwecken genutzt wird, z. B. bei Malaria, Blutarmut, Atemproblemen, Rheuma, Schlangenbissen und Wunden, Verdauungsproblemen, Kreislaufproblemen, Bluthochdruck und Herpes. Die Wirkstoffe der Tawari-Rinde sind gleichzeitig ein probates Mittel gegen Viren, Bakterien und Pilze. Seine englische Bezeichnung ist Lapacho, unter diesem Namen ist er in Europa schon länger als Tee bekannt.

Eine Mischung von Uña de Gato mit Tawari kann hilfreich sein, wenn Krebspatienten bereits eine Chemotherapie hinter sich haben und keine weitere Therapie mehr anschlägt. Durch die Einnahme dieser Teemischung werden die Patienten gestärkt, sodass sie wieder auf eine Chemotherapie ansprechen,

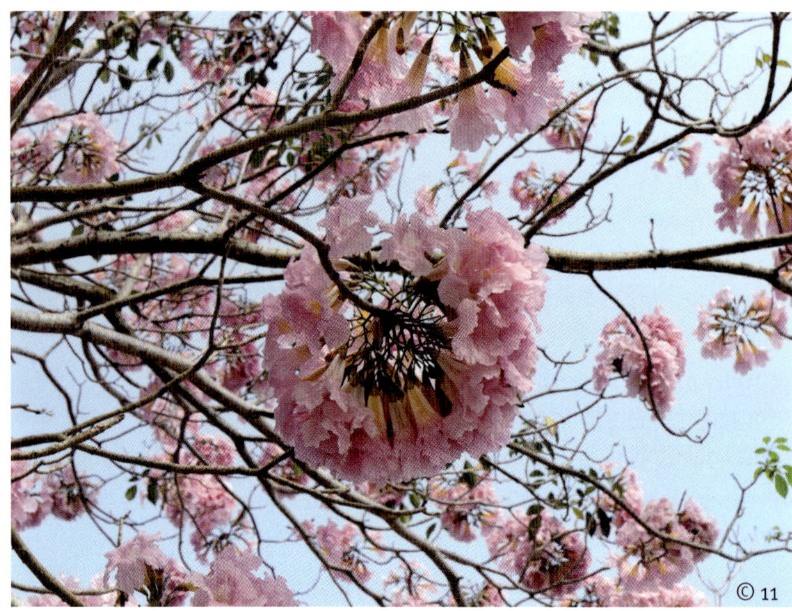
© 11

wodurch neue Chancen für den Heilungsverlauf entstehen. Gleichzeitig werden durch den Tee Nebenwirkungen abgeschwächt und damit die Verträglichkeit der belastenden Chemotherapie erheblich verbessert. Diese Resultate basieren auf der sogenannten Apoptose-Reaktion in der Krebszelle, d. h. die in den beiden Heilpflanzen enthaltenen Wirkstoffe erreichen, dass die Krebszelle sich auflöst und damit selbst zerstört (das Selbstmordprogramm der Krebszelle wird aktiviert). Dieses Programm ist in jeder Zelle vorhanden, nur bei Krebszellen ist es inaktiviert. Die Urwaldpflanzen erinnern die Zelle sozusagen wieder an dieses Programm und aktivieren es neu.

Es gibt noch viele weitere, hochpotente Pflanzen aus dem Regenwald, die derzeit erforscht werden und große Hoffnungen für chronische Erkrankungen und Zivilisationskrankheiten darstellen. Interessant sind zum Beispiel unter anderem diese Pflanzen:

- Açai (bei Krebs, Übergewicht, Durchfall; zur allgemeinen Vitalisierung)
- Achiote (bei Entzündungen im Urogenitalbereich, Lebererkrankungen, Bluthochdruck)
- Copaiba (Baumharz; bei Entzündungen, Infekten, diversen Hautproblemen)
- Dulcamara (Immunstimulans; bei Krebs und Leukämie, Hautproblemen, Diabetes)
- Guanábana (Graviola; bei Krebs, gegen Viren, Parasiten)
- Hercampuri (Blutreinigung, Reduktion von Übergewicht, Lebererkrankungen)
- Flor de Arena (Krebs, AIDS, Magen-Darm-Erkrankungen)
- Manayupa (Asthma, Allergien, Blutreinigung, Entzündung von Nieren und Harnwegen, Entgiftung nach Alkohol und Nikotin)
- Sacha Inchi (stärkt das Herz-Kreislauf-System, bei Lungenentzündung, Arthritis, Krebs; zur Vitalisierung)

18. Zutat in berühmten Rezepturen

Die Katzenkralle wird im Regenwald zu vielen medizinischen Zwecken eingesetzt. Die Schamanen verwenden die Liane aber auch für ganz spezielle Rezepte, etwa als Zutat im Trance-Trank Ayahuasca, um Visionen zu erzeugen, oder beim Liebestonikum „Siete Raizes".

„Ayahuasca ist die Essenz des Regenwaldes.
Nur wer von ihr kostet, kann diese Wasserwelt verstehen.
Nur ihm wird das Geheimnis des Waldes offenbart."

Dr. phil. Christian Rätsch
(*Enzyklopädie der psychoaktiven Pflanzen*)

Trance-Trank Ayahuasca

Uña de Gato gehört bei vielen indigenen Stämmen zum Rezept für den Ayahuasca-Trank. Ayahuasca ist ein Schamanentrank, der zur Heilung und Bewusstseinserweiterung mit Visionen im Rahmen eines Rituals eingesetzt wird. Das Wort Ayahuasca setzt sich aus *aya* für „Seele, Tod, Anderswelt, Transformation" und *huasca* für „Liane, Ranke" zusammen und wird meist als „Geisterliane" übersetzt.

Für einen Schamanen ist Ayahuasca untrennbar mit dem Regenwald verbunden. Durch die Kraft des Trankes sieht er die Geistwesen, die in den Pflanzen und Tieren des Waldes gegenwärtig sind. Mit ihnen kommuniziert er, von ihnen erhält er das Wissen um ihr „innerstes Wesen". Auf den Reisen in die „wahre Wirklichkeit" ergründen die Schamanen die Geheimnisse von

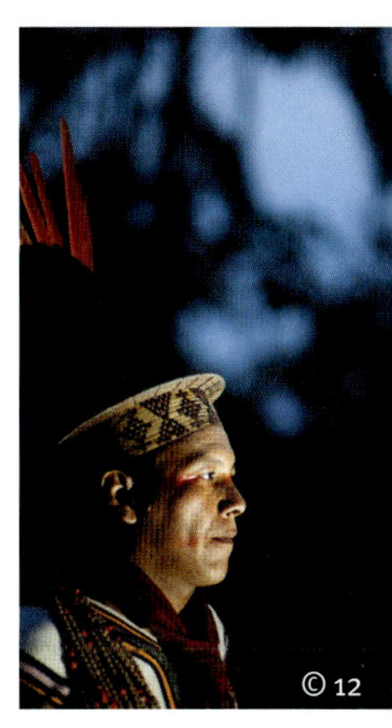

Vergangenheit, Gegenwart und Zukunft, um die Kranken des Stammes zu heilen oder um einen Schadenzauberer, einen „schwarzen" Schamanen zu bekämpfen.[14]

Alle Rezepte für den Trank enthalten als Grundlage die Dschungelliane *Banisteriopsis caapi* und die bewusstseinsverändernde DMT-haltige Pflanze *Psychotria viridis*. Nur durch diese Mischung entsteht der bewusstseinserweiternde Trank, der über die Blut-Hirn-Schranke an die entsprechenden Rezeptoren andockt und das Nervensystem in einen außergewöhnlichen Zustand versetzt, der sich in prächtigen, teils überwältigend positiven, manchmal aber auch sehr negativen Visionen ausdrückt. Wegen der oft sehr plastischen Visionen wird Ayahuasca auch scherzhaft „Dschungelkino" genannt. Wer ein Ayahuasca-Ritual mitmachen möchte, sollte das nur bei guter körperlicher und seelischer Verfassung erwägen und nur unter Anleitung eines erfahrenen Leiters in einer Gruppe. Hier können häufige Nebenwirkungen wie Übelkeit, Verwirrtheit usw. aufgefangen werden. In Brasilien und anderen südamerikanischen Staaten ist Ayahuasca legal, in Deutschland wegen der verbotenen Substanz DMT nicht erlaubt. In den Niederlanden ist Ayahuasca seit 2001 als „heiliges Sakrament" im Rahmen der Religionsausübung zugelassen.

Je nach Rezept des Stammes bzw. des Schamanen werden dem Trance-Getränk weitere ausgewählte Pflanzen zugesetzt, z. B. Tabak, Engelstrompete, Piri Piri oder Sanango. Auch die Katzenkralle gehört zu den Pflanzen, die dem Ayahuasca-Trank häufig zugesetzt werden. Die Schamanen geben die Liane in den Trank zur allgemeinen Kräftigung, bei Allergien, Geschlechtskrankheiten, Nierenschäden und Magengeschwüren

Wirkung kennen und verehren sie seit Menschengedenken. Das wertvolle Wissen über die Pflanzen geben sie von Generation zu Generation in Form von Geschichten, Legenden und Mythen weiter. Über die Katzenkralle ranken sich viele Legenden, die Folgende wird am häufigsten erzählt.[16]

Von Kashiri und dem Jaguar

Der höchste Gott der Asháninka ist Kashiri, der Gott des Mondes. Eines nachts bei Vollmond und bei Anwesenheit von Kashiri begab sich ein Jäger auf die Suche nach Nahrung für seine Familie. Nach langen Stunden erfolgloser Jagd begannen die Kräfte ihn zu verlassen, er war durstig, erschöpft und verzweifelt. Da hörte er plötzlich ein Rascheln im Gebüsch und erblickte einen gewaltigen Jaguar, der mit seinen Krallen die Rinde eines Baumes ankratzte und anschließend den Baumsaft

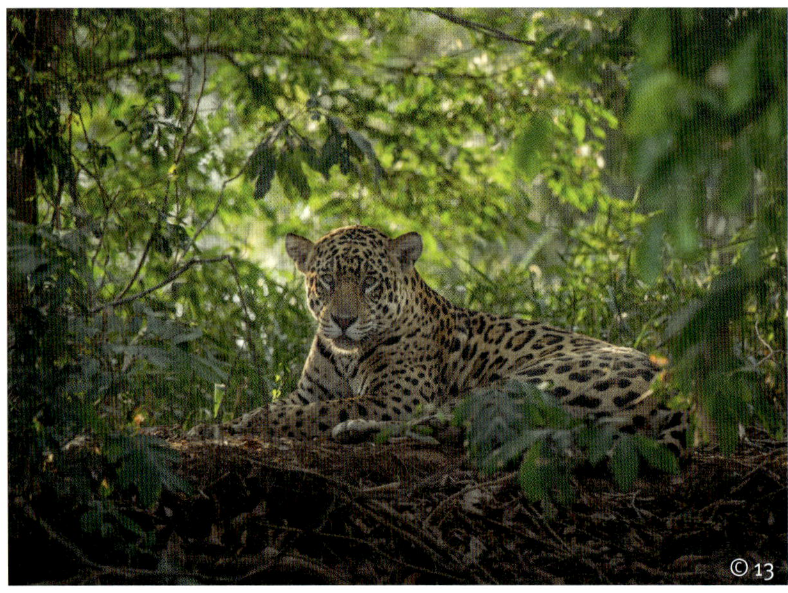
©13

trank, der aus der angekratzten Rinde floss. Anschließend erlegte das Raubtier mühelos einen Hirsch.

Überrascht von diesem Anblick näherte sich der Jäger nach dem Verschwinden des Jaguars dem Baum, der mit seinen Auswüchsen an die stählernen Krallen eines Jaguars erinnerte. Aus Neugier und zur Erfrischung trank der Jäger ebenfalls den Baumsaft und fühlte sich nach wenigen Minuten wieder sehr kraftvoll. Er beschloss, ein Stück Rinde von dieser „Jaguar-Pflanze" mitzunehmen. Bald darauf lief ihm ein riesiger Tapir vor die Füße, den er sofort geschickt mit dem Pfeil tötete.

Die Asháninka betrachteten das nicht als Zufall, sondern als Beleg für die magischen, heilenden und revitalisierenden Kräfte von Uña de Gato. Seit dieser Zeit schätzen sie die Liane und nutzen sie für verschiedene Kuren. Darüber hinaus verehren sie den Jaguar, weil er es war, über den ihnen der Gott Kashiri die Erkenntnisse über die Katzenkralle gewährte, die sie oft auch Savéntaro nennen, was „kraftvolle Pflanze" bedeutet. Sie fürchten den Jaguar weiterhin, aber sie jagen ihn nicht mehr, damit der Gott ihnen nicht zürnt und sie an Hunger und Krankheit sterben lässt.

Das Heilsystem der Asháninka

Für die Asháninka besteht der Mensch aus zwei Teilwesen. Dem körperlichen und dem geistig-mentalen Teil. Beide Teilwesen treten mit der Geburt in die Welt und stehen während des Lebens in kommunikativer Verbindung. Nach ihrer Auffassung lässt sich die Ursache für Krankheiten in einer Störung des körperlichen Teilwesens finden, aber auch der geistig-mentale Teil kann betroffen sein. Auch eine gestörte Kommunikation der beiden Teile kann eine Erkrankung verursachen; diese wird dann als „schicksalhafte" Krankheit verstanden. Ihre Behandlung ist nur wenigen Männern im Stamm vorbehalten, die als Heilige oder Priester angesehen werden, den sogenannten Sacoshi – „der die Zeichen kennt". Nur diese Priester kennen Mittel, um die gestörte Verbindung zwischen den körperlichen und geistigen Teilwesen eines erkrankten Menschen wieder herzustellen.

Eines der hierfür verwendeten Mittel ist die Katzenkralle – dann, wenn die Pflanze von Wesen bewohnt wird, die „Manincarite" heißen, übersetzt etwa „die im Verborgenen das Reine tragen". Diese Wesen sind die regulierenden Kräfte, die den Wald in seiner Ordnung erhalten. Und bei einem „schicksalhaft" erkrankten Menschen können sie bzw. kann die Katzenkralle die gestörte Ordnung zwischen Körper und Geist wieder herstellen, so die Ansicht der Asháninka.[17]

Dornen in der Anthroposophie

Nach anthroposophischer Sicht sind Stacheln und Dornen (wie bei der Katzenkralle) sichtbare Äußerungen zurückgestauter, nach außen strahlender ätherischer Kräfte. Manchmal zieht dieses Ätherische sich in einer Stachel- oder Dornenbildung zusammen und behält als freie Ätherkräfte in seiner Region, was nicht in die Blatt- oder Sprossbildung hat hineinschießen können. Heilmittel aus solchen Pflanzen können daher die menschliche ätherische Organisation stark anregen und dadurch vitalisierend wirken.[18]

Bei der Katzenkralle, ähnlich wie bei der hierzulande heimischen Karde und Klette, alles Pflanzen mit Stacheln oder Dornen, ist es interessant, dass sie bei der Behandlung von Borreliose hilfreich sind. Bei all diesen Gewächsen stauen sich, nach Auffassung der anthroposophischen Medizin, ätherische Kräfte, die dann im menschlichen Körper ihre Wirkung entfalten.

20. Darreichungsformen und Anwendung der Katzenkralle

Die Katzenkralle gibt es im Handel, über das Internet, in Reformhäusern und Gesundheitsläden als:

- Tee (Bast)
- Getrocknetes Pflanzenpulver (aus Wurzel und/oder Rinde)
- Kapseln und Tabletten
- Wässrige Urtinktur
- Alkoholischer Extrakt
- Salbe und Gel
- Globuli (*Uncaria tomentosa*)
- Pflanzen-Essenz

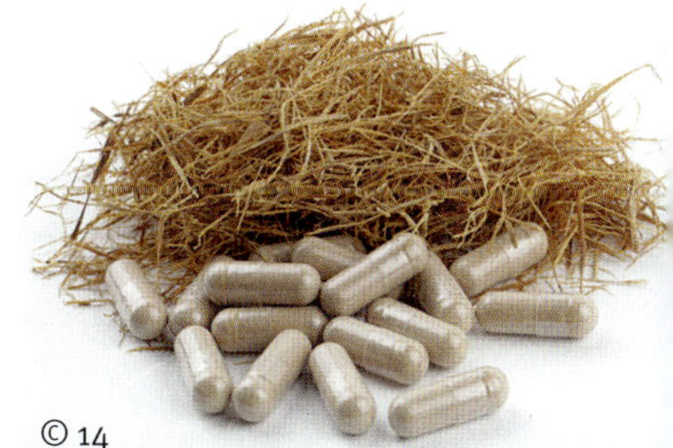
© 14

Die bewährteste Darreichung ist nach wie vor die Teezubereitung, weil sich hier die Wirkstoffe aus der Rinde am besten entfalten können. Für die Zubereitung von Uña-de-Gato-Tee gibt es verschiedene Rezepte.

Traditionelle Zubereitung (ergibt 1 Liter trinkfertiger Tee)

Etwa 8 Gramm (ca. drei gehäufte Esslöffel) Teebast in etwa 1,4 Liter kaltes Wasser geben (kalt ansetzen). Das Ganze langsam zum Kochen bringen und dann auf leichter Flamme 20 Minuten köcheln. Etwas abkühlen lassen und abseihen. Den Tee in eine Thermoskanne füllen und über den Tag verteilt immer wieder in kleinen Portionen trinken. Er kann auch lauwarm oder kalt getrunken werden.

Bitte beachten Sie folgende Hinweise:

- Nehmen Sie während der Kur keine Basenpräparate ein (Basenpulver, basische Tabletten usw.). Weil die Säurebildung im Magen dadurch verändert wird, behindert es die Heilwirkung der Liane.
- Je nach Körpergewicht und Erkrankung variiert die Dosierung. Zwei bis sechs Gramm täglich sollten es aber schon sein, um eine feststellbare Wirkung zu erreichen.
- Wer noch unerfahren ist mit der Anwendung der Katzenkralle, sollte unterschiedliche Darreichungsformen (Tee, Tinktur, Kapsel, Essenz usw.) ausprobieren, um die individuell beste Form herauszufinden.

Die Normaldosis (zur Prävention und bei leichten Beschwerden) beträgt 1 Liter Tee täglich. Die Therapiedosis (bei schwereren Erkrankungen) beträgt bis zu 1,5 bis 2 Liter Tee täglich.

Zur allgemeinen Prävention kann man eine dreimonatige Trinkkur mit Katzenkralle machen (wie obiges Rezept, 8–10 Gramm pro 1 Liter Tee täglich). Bei schweren, fortgeschrittenen Erkrankungen (hier sollte man sich zusätzlich ärztlich beraten lassen, um Nebenwirkungen zu vermeiden) kann man den Tee auch stärker konzentrieren. Dafür geben Sie 20 Gramm Katzenkralle, möglichst frisch pulverisiert, in einen Liter Wasser und lassen es kurz aufkochen, dann weitere 15 bis 60 Minuten köcheln lassen (je länger die Katzenkralle köchelt, desto höher ist am Ende der Wirkstoffgehalt im Tee); eventuell verdampftes Wasser wieder nachgießen. Diesen Tee kann man auf drei Tassen verteilt über den Tag trinken. Die Mindestdauer der Trinkkur beträgt drei Monate.

Dekokt zur Prävention

In Südamerika werden etwa 20 bis 30 Gramm der Wurzel oder vom Rindenbast für 20 bis 30 Minuten in 1 Liter Wasser als Dekokt zubereitet; der Extrakt wird als Tee konsumiert. Die Dosierung des Standarddekokts für die Gesunderhaltung ist täglich eine halbe bis eine ganze Tasse dieser Abkochung. Bei schweren Erkrankungen wird die Dosis entsprechend erhöht.[19]

Katzenkrallen-Tinktur

Eine Tinktur erhält man durch eine Mazeration der Heilpflanze mit Alkohol. Zur Erstellung einer Tinktur nimmt man in der Regel 1 Teil der Droge auf 5 Teile Alkohol (also z. B. 20 Gramm Pflanzenpulver auf 100 ml Alkohol). Die Katzenkralle wird vor der Vermischung mit dem Alkohol getrocknet und zu Pulver zermahlen. Alternativ kann man sie im Mörser zerstoßen. Die zerriebene Katzenkralle wird in einem gut verschließbaren Gefäß mit dem Alkohol zusammengeschüttet. Die Lösung lässt man für 3 Wochen an einem dunklen Ort wirken. Danach wird die erhaltene Tinktur durch einen Stoff- oder Kaffeefilter filtriert und in gut verschließbare Fläschchen gefüllt.

Schmackhafte Tee-Varianten

Bereiten Sie den Tee nach traditionellem Rezept zu, lassen sie ihn abkühlen und mischen ihn dann z. B.:

- mit dem Saft von 1–2 frischen Zitronen oder Limetten
- zur Hälfte mit starkem Pfefferminztee
- mit etwas Kokosmilch oder Mandelmilch und natürlicher Süße
- mit Mango- oder Ananassaft

21. Nebenwirkungen und Kontraindikationen

Vorab ist wichtig zu wissen: Die Katzenkralle ist in der Regel gut verträglich und nicht giftig. Nebenwirkungen treten nur selten auf; meist nur bei einer falschen bzw. zu hohen Dosierung. Die Nebenwirkungen sind oft individuell und zeigen sich auf vielfältige Weise, etwa in Form von Kopfschmerzen, Übelkeit und Erbrechen oder auch Schwindelgefühl. Vermeiden lassen sich solche Symptome durch die Einnahme im Rahmen der empfohlenen Menge. Die Empfehlungen für die Tagesdosis variieren zwischen 1 und 10 Gramm täglich zur Prävention, bei schweren Erkrankungen liegen sie bei bis zu 20 Gramm täglich. Falls doch eine Überdosis eingenommen wurde, ist es wichtig, viel Wasser zu trinken, um den Körper schonend zu entgiften. Auch die Darreichungsform hat oft Einfluss auf die Verträglichkeit. Manche Menschen vertragen den Tee der Katzenkralle besser als Tabletten, Presslinge oder Kapseln, hier sollte jeder seinen individuellen Weg finden.

Symptom Durchfall

Falls als Nebenwirkung Durchfall oder weicher Stuhl auftritt, sollte man die Dosis individuell verringern. Manchmal sind Durchfall oder eine Konsistenzveränderung des Stuhls (bei normaler Dosierung) aber auch ein „gutes Zeichen“ und nur eine Auswirkung der harmonisierenden und entgiftenden Wirkung der Katzenkralle auf den Verdauungstrakt. Eine Heilreaktion, deren Wirkung sich nach der Normalisierung der Darmflora ziemlich schnell von ganz alleine normalisiert.

Kontraindikationen

Die Uña de Gato ist eine sehr wirksame Heilpflanze, die bei vielen Erkrankungen wertvolle Hilfe leistet. Leider gibt es auch einige Ausnahmen; in diesen Fällen darf die Dschungelranke nicht angewendet werden, weil eine schädliche Wirkung oder Wechselwirkung nicht ausgeschlossen werden kann:

- Die Katzenkralle darf bei organtransplantierten Patienten bzw. Patienten, die Immunsuppressiva (das Immunsystem unterdrückende Mittel) einnehmen, nicht verwendet werden, da die Pflanze die körpereigene Abwehr stark aktiviert und es so zu Abstoßungsreaktionen und anderen Wechselwirkungen kommen könnte. Fraglich ist in diesem Zusammenhang auch die Einnahme bei Menschen mit Autoimmunerkrankungen wie Multiple Sklerose, Lupus usw., hier ist auf alle Fälle der Arzt in die Behandlung mit einzubeziehen.
- Bei bevorstehenden Impfungen sollte man die Katzenkralle ebenfalls nicht verwenden.
- Bei der regelmäßigen Einnahme von Blutgerinnungshemmern wie Heparin und bei Blutungsstörungen sollte die Einnahme von Uña de Gato vorab mit dem behandelnden Arzt besprochen werden. Dasselbe gilt für Menschen, die Blutdruck-Probleme haben, da die Katzenkralle den Blutdruck senken kann. Eine regelmäßige Blutdruckkontrolle und die Absprache mit dem Arzt bezüglich der Wechselwirkung mit anderen Medikamenten, etwa Blutdrucksenkern, ist hier wichtig. Bei zu niedrigem Blutdruck ist Katzenkralle kontraindiziert, da sie den Blutdruck noch weiter senkt.
- Wer auf Holz allergisch reagiert, sollte auch auf Katzenkralle verzichten, da der Tee aus der inneren Rinde der Pflanze hergestellt wird. Auch wer auf Rötegewächse allergisch reagiert, sollte von der Katzenkralle Abstand nehmen.

- Vor einer geplanten Operation sollten Sie zwei Wochen lang keine Katzenkralle einnehmen.
- Parkinson-Patienten sollten vor der Einnahme von Uña de Gato unbedingt mit ihrem Arzt Rücksprache halten. Im Jahr 2008 wurde ein Fall bekannt, als sich die Erkrankung bei einem Parkinson-Patienten durch die Einnahme von Katzenkralle verschlechterte. Sobald er das Mittel absetzte, besserte sich der Zustand wieder.
- Schwangere sowie Frauen mit Kinderwunsch sollten vorsichtshalber auf die Einnahme von Uña de Gato verzichten, da die Pflanze ursprünglich auch zur Empfängnisverhütung eingesetzt wird.
- Stillende und Kinder unter drei Jahren dürfen ebenfalls keine Katzenkrallenpräparate einnehmen, weil bisher hierzu keine Studien oder Erfahrungsberichte gemacht wurden.

Wer keine Beschwerden hat, die der Einnahme von Katzenkralle entgegen stehen, für den ist die Pflanze ein beeindruckendes Naturheilmittel mit fast keinen Nebenwirkungen.

Übrigens: In-vivo-Studien an Ratten zeigten einen Schutz der Katzenkralle vor Magen-Darm-Schädigungen, die durch die übermäßige Gabe von nicht-steroidalen Entzündungshemmern (NSAID) wie Ibuprofen entstehen.

22. Therapie bei Haustieren

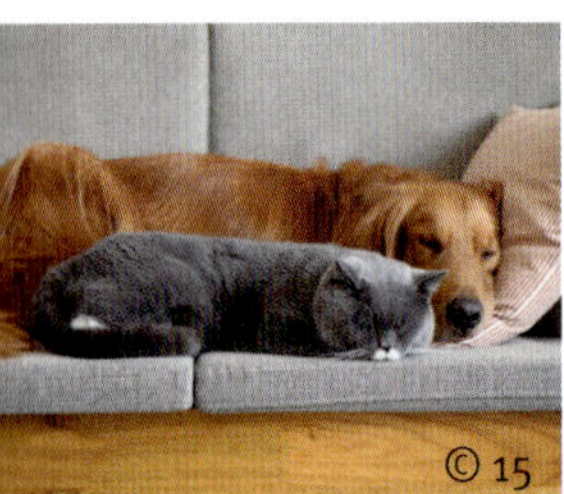
© 15

Die Katzenkralle kann auch bei Haustieren sehr hilfreich sein. Insbesondere bei Katzen, Hunden und Pferden hat Uña de Gato eine starke Heilwirkung zu bieten und kann so manche schwere Krankheit oder Operation verhindern. Bei Hunden und Katzen sollte man gemahlenes Kräuterpulver verwenden, bei Pferden kann auch geschnittenes Kraut für die Zubereitung und Gabe eines Pflanzensuds verwendet werden.

Bei Hunden hat sich die Therapie bei folgenden Beschwerden bisher besonders bewährt:

- Arthrose
- Tumore, Krebs
- Magenschleimhautentzündungen
- Akute Infekte (z. B. Parvovirose)
- Hüftgelenksfehlstellungen (Dysplasien)
- Entzündungen der Ohren

Kleine Hunde bis zu einem Körpergewicht von 15 kg erhalten täglich 0,5 Gramm Pflanzenpulver, mittelgroße bis 35 kg bekommen täglich 1 Gramm und Hunde, die noch schwerer sind, bis zu 2 Gramm täglich.

Bei Katzen ist die Pflanze unter anderem hilfreich bei:

- Nierenproblemen
- Bauchfellentzündung
- Katzen-AIDS
- Katzenleukämie
- Katzenseuche (Panleukopenie)
- Katzenschnupfen

Bei einem Körpergewicht von bis zu 5 Kilo liegt die Dosierung bei 0,2 Gramm Katzenkrallenpulver täglich.

Bei Pferden hilft die Katzenkralle unter anderem bei:

- Gelenkentzündungen und Arthrose
- Hufrehe
- Herpes
- Borreliose
- Magengeschwüre und Magenschleimhautentzündung
- Melanome
- Hauttumore (Equines Sarkoid)

Die Dosierung beträgt pro 100 Kilo Lebendgewicht 1 bis 2 Gramm täglich; d. h. ein durchschnittlich schweres Pferd erhält täglich zwischen 5 und 10 Gramm Katzenkrallen-Extrakt.[20]

Quellenverzeichnis

1, 2 Flemmer, Andrea: *Apotheke Regenwald*, naturaviva: Weil der Stadt, 2009

3 www.katzenkralle-wissen.de

4 Anticancer Research, July-August 2001

5 www.ncbi.nlm.nih.gov/pubmed/20435132

6 Flemmer, Andrea: *Virus-Erkrankungen natürlich behandeln*, VAK: Kirchzarten, 2017, S. 127 ff.

7 Klinghardt, Dietrich und Ariane Zappe: *Die biologische Behandlung der Lyme-Borreliose*, INK: Glottertal, 2018

8 Stephan Harrod Buhner: *Lyme-Borreliose natürlich heilen*, Herba Press, 2017

9 www.aidshilfe.de/sites/default/files/documents/INFO_Komplementaere_Therapien.pdf

10 *Phytomedicine*, Juli 2001

11 *Phytotherapy Research*, März 2006

12 Tabassum, N. und Ahmad, F. „Role of natural herbs in the treatment of hypertension", *Pharmacognosy Review*, 2011

13 Jones, Kenneth: *Katzenkralle. Uña de gato, die heilende Liane*, Ehrenwirth Verlag: München, 1999, S. 124 ff.

14 Rätsch, Christian: *Enzyklopädie der psychoaktiven Pflanzen*, AT-Verlag: Aarau, 1998, S. 710 ff.

15 Rätsch, Christian und Claudia Müller-Ebeling: *Lexikon der Liebesmittel*, Aarau: AT-Verlag, 2003

16, 17 Jones, Kenneth: *Katzenkralle. Uña de gato, die heilende Liane*, Ehrenwirth Verlag: München, 1999

18 Pelikan, Wilhelm: *Heilpflanzenkunde I*, Philosophisch-Anthroposophischer Verlag: Dornach, 1975, S. 222

19 Onkopedia: *Leitline Katzenkralle,* unter: www.onkopedia.com/de/onkopedia/guidelines/katzenkralle-uncaria-spp/@@view/html/index.html?searchterm=Katzenkralle

20 www.zeitung.de/gesundheit/alternativmedizin/naturheilkraeuter/katzenkralle

Weiterführende Literatur

Arndt, Ulrich: „Heilmittel aus dem Urwald: Mit Katzenkralle gegen Krebs“, in: *esotera* 9/1999

Amazonaswald-Kanada-Initiative e.V.: „Lebenswelt Regenwald“, unter: *www.lebenswelt-regenwald.de*, 2004

Lübeck, Walter und Hendrik Hannes: *Cat's Claw – Roter Katzenklauen-Tee*, Windpferd: Aitrang, 1999

Meyer-Esch, Christian: „Medizin aus der Natur: Insider-Heilverfahren gegen Krebs“, unter: *www.insider-heilverfahren.com*, 2018

Rätsch, Christian: *Medizin aus dem Regenwald*, Midena: Augsburg, 1997

Schultes, Richard E. und Albert Hofmann: *Pflanzen der Götter*, AT Verlag: Aarau, 1998

Stolze, Irene: *www.naturundheilen.de/aktuelles-heft/ausgaben-2006/artikel2006borreliose/2-teil-alternative-behandlungsmethoden/*

Storl, Wolf-Dieter: *Borreliose natürlich heilen*, AT Verlag: Baden und München, 2009

Interessante Internetseiten

www.bankhofer-gesundheitstipps.de/katzenkralle-staerkt-immunsystem.html

www.europeanscientist.com/de/features-de/die-katzenkralle-ein-wundermittel-aus-dem-urwald/

www.herbano.com/de/katzenkralle

www.katzenkralle.net

www.oroverde.cz

www.pflanzenforschung.de/de/journal/journalbeitrage/der-wert-der-vielfalt-ein-ueberblick-1045

www.scinexx.de/news/biowissen/bestandaufnahme-der-irdischen-pflanzenwelt

www.wirksaft.com/maechtige-innenrinde-katzenkralle

Wenn Sie an weiteren Quellen interessiert sind, wenden Sie sich gerne direkt an die Autorin.
Sie erreichen Bettina-Nicola Lindner unter: *lindner.bettina@t-online.de*

Über die Autorin

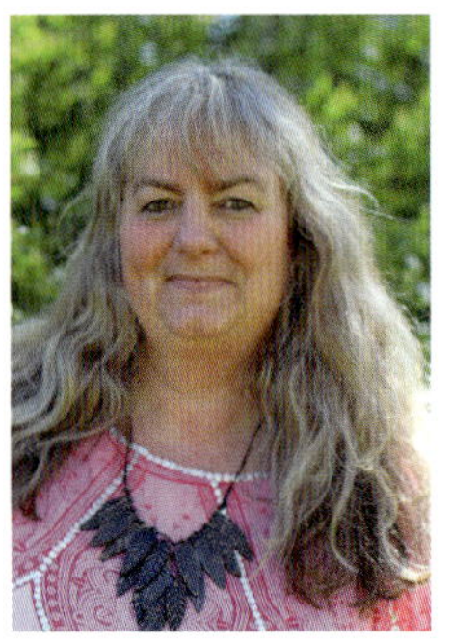

Bettina-Nicola Lindner hat in München Kommunikationswissenschaften und Psychologie studiert und eine Ausbildung zur Redakteurin bei der Würzburger Main Post absolviert.

Als Enkelin von Dr. Ferdinand Huneke, einem der beiden Entdecker der Neuraltherapie, interessiert sie sich schon seit ihrer Kindheit für die Naturheilkunde und wurde dahingehend vielseitig inspiriert.

Seit über 30 Jahren arbeitet sie als Journalistin und Autorin, vorwiegend im Gesundheitsbereich. Ihre Themenschwerpunkte sind Naturheilkunde, Heilpflanzen, Ganzheitsmedizin, Prävention, Bewusstseinsentwicklung und spirituelles Heilen.

Sie war sowohl Medizin-Redakteurin bei diversen großen Publikumszeitschriften als auch viele Jahre Chefredakteurin der Gesundheitszeitschriften *Heilpraxis Magazin* (D) und *natürlich GESUND* (Schweiz).

Als Gesundheitspraktikerin (BfG/DGAM) hat sie sich viele Jahre in ganzheitlichen Therapien fortgebildet (u. a. Heilpflanzen, Schamanismus, Focusing, Quantenheilung, Psychosomatische Energetik, Psychotherapie, Klinghardt-Techniken, Meditation, Coaching, Mindflow).

Bettina-Nicola Lindner lebt in der Nähe von München und ist Autorin zahlreicher Artikel und Sachbücher über natürliche Gesundheit und Bewusstseinsentwicklung.

Bettina-Nicola Lindner:

Kurkuma

Entzündungshemmer, Zellschutz, Schlankmacher

Leseprobe: www.vakverlag.de

Sowohl in der ayurvedischen als auch in der traditionellen chinesischen Medizin wird Kurkuma seit Jahrtausenden als Heilmittel verwendet. Kurkumin ist die Substanz der Kurkuma-Knolle, die dem Gewürz seine orange-gelbe Farbe verleiht. Doch Kurkumin ist mehr als ein Farbstoff! Viele Studien belegen die vielfältigen Wirkungen der „Zauberknolle“ bei Entzündungen, Herz-Kreislauf-Erkrankungen, Tumoren und Alzheimer. Kurkuma kann zur Vorbeugung und Behandlung vieler Beschwerden und Erkrankungen eingesetzt werden. Mit Rezepten und Tipps zur Dosierung.

96 Seiten, vierfarbig, Paperback (15 x 21,5 cm)
Reihe VAK VITAL: ISBN 978-3-86731-150-2

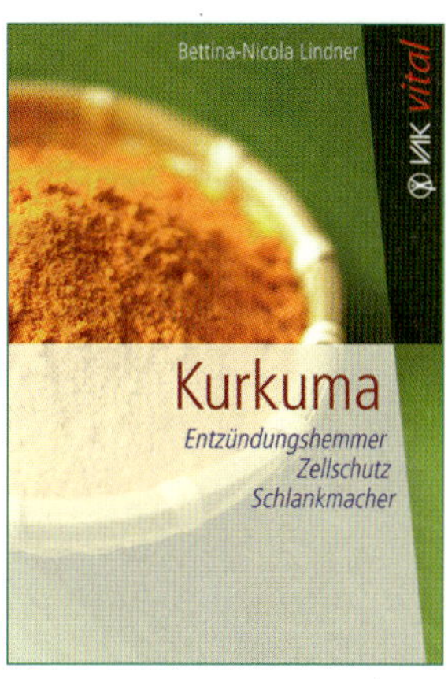

Bettina-Nicola Lindner:

Rhodiola rosea

Mehr Energie, Widerstandskraft und Leistungsfähigkeit mit dem Stress-Schutz der Rosenwurz

Leseprobe: www.vakverlag.de

Rhodiola rosea ist eine wahre Anti-Stress-Pflanze. Sie sorgt für Energie und gesunden Schlaf, stärkt Gedächtnis und Konzentration und hilft bei Erschöpfung und Burn-out. Die Rosenwurz unterstützt das Immunsystem und trägt dank ihrer antioxidativen Wirkung zum Schutz vor Herzerkrankungen und Krebs bei. Zudem lindert sie Ängste, Depressionen und andere psychische Beschwerden und fördert so auch die Resilienz. Ein besonderes Extra: Die Rosenwurz beugt altersbedingten Beschwerden vor und hilft, Gewicht zu reduzieren. Die Autorin gibt einen umfassenden Überblick über die Anwendungsgebiete sowie zahlreiche Tipps und Rezepte zur Anwendung der Rosenwurz.

112 Seiten, vierfarbig, 30 Fotos, Paperback (15 x 21,5 cm)
Reihe VAK VITAL: ISBN 978-3-86731-201-1

Bettina-Nicola Lindner:

Die Heidelbeere, das blaue Gesundheitswunder

Schützt Gehirn und Gefäße, stabilisiert den Blutzucker, hemmt Entzündungen

Leseprobe: www.vakverlag.de

Heidelbeeren schmecken nicht nur gut, sondern sind auch außerordentlich gesund. Die enthaltenen Anthocyane, d.h. sekundäre Pflanzenstoffe, wirken entzündungshemmend und beugen Ablagerungen in den Blutgefäßen vor. Sogar bei neurodegenerativen Erkrankungen hilft die kleine Beere: Mit ihrer positiven Wirkung auf die „Glücksbotenstoffe“ Dopamin und Serotonin unterstützt sie den Gehirnstoffwechsel. Hier finden Sie alle Informationen und neueste Forschungsergebnisse zu den gesundheitlichen Vorzügen des heimischen „Superfoods“. Zahlreiche Rezepte runden den praktischen Ratgeber ab.

96 Seiten, vierfarbig, Paperback (15 x 21,5 cm)
Reihe VAK VITAL: ISBN 978-3-86731-180-9

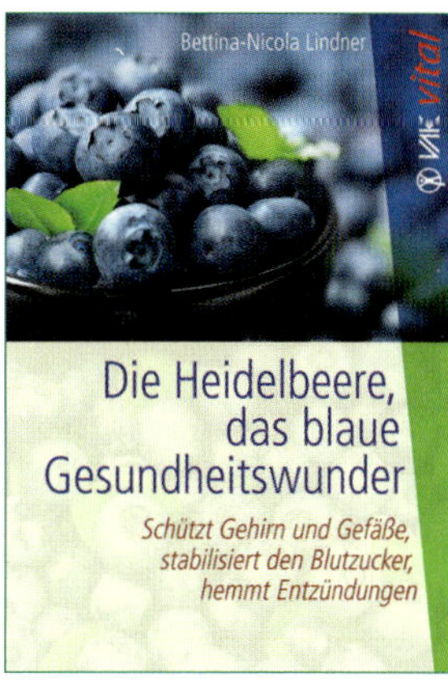

Abonnieren Sie unseren Newsletter (gratis) unter: www.vakverlag.de

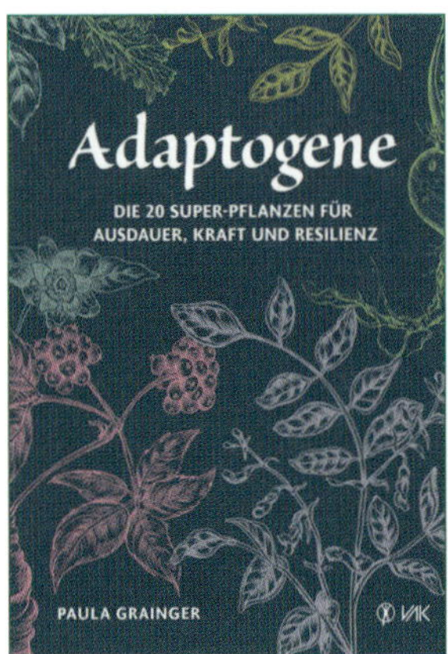

Paula Grainger:

Adaptogene

Die 20 Super-Pflanzen für mehr Ausdauer, Kraft und Resilienz

Leseprobe: www.vakverlag.de

Immer mehr Menschen leiden unter chronischem Stress, Angstzuständen und Müdigkeit. Die Antwort auf diese Beschwerden sind sogenannte Adaptogene, das sind Pflanzen und Pilze, deren hochwirksame Inhaltsstoffe den Körper so regulieren können, dass das Immunsystem gestärkt und gleichzeitig das Nervensystem beruhigt wird. Begleiten Sie die erfahrene Phytotherapeutin Paula Grainger auf eine Reise in die wunderbare Welt von Maca, Kurkuma, Rhodiola und Co.: 20 Pflanzenporträts und zahlreiche Rezepte machen es leicht, von der besonderen Kraft der Adaptogene im Alltag zu profitieren!

160 Seiten,
durchgehend illustriert, vierfarbig, Klappenbroschur (13,1 x 17,4 cm)
ISBN 978-3-86731-216-5

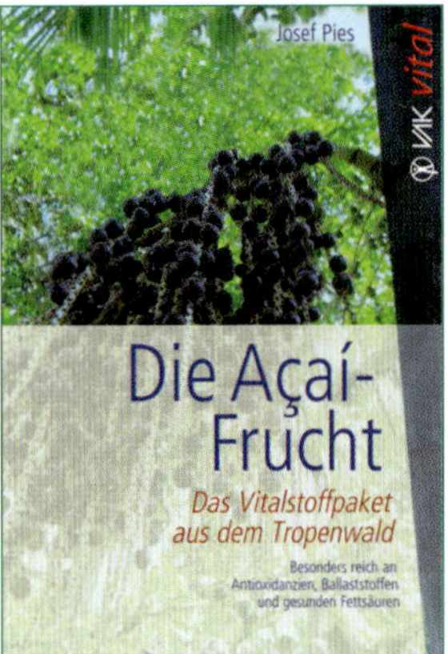

Dr. Josef Pies:

Die Açaí-Frucht

Das Vitalstoffpaket aus dem Tropenwald

Leseprobe: www.vakverlag.de

Bereits ein Teelöffel des Açaí-Fruchtmarks enthält so viele Antioxidanzien wie zwei große Äpfel oder fünf Bananen! Die brasilianische Açaí-Frucht übertrifft bei weitem jedes andere Obst oder Gemüse, denn sie ist ein äußerst potenter Radikalenfänger. Auch bei Sportlern steht sie hoch im Kurs. Die exotische Frucht zeichnet sich durch einen hohen Gehalt an essenziellen Aminosäuren und gesunden Fettsäuren aus, deren positive Wirkung wissenschaftlich schon lange belegt ist. Neben „leicht verdaulichen" Ausführungen zu Herkunft, Nährstoffgehalt und gesundheitsförderndem Potenzial enthält das Buch einen großen Rezeptteil, der köstliche Anregungen bietet.

88 Seiten, 26 Fotos, 5 Tabellen, Paperback (15 x 21,5 cm)
Reihe VAK VITAL: ISBN 978-3-86731-018-5

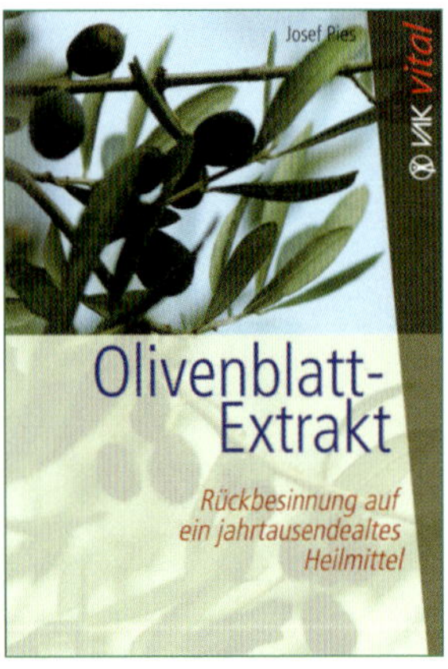

Dr. Josef Pies:

Olivenblatt-Extrakt

Rückbesinnung auf ein jahrtausendealtes Heilmittel

Leseprobe: www.vakverlag.de

Seit Jahrtausenden wird der Ölbaum im Mittelmeerraum intensiv kultiviert und sowohl für die Ernährung als auch zur Behandlung von Krankheiten genutzt. Während die positiven Eigenschaften der Frucht den meisten Menschen bekannt sind, blieb das Wissen über die gesundheitsstärkenden Eigenschaften der Olivenblätter bisher nur einem kleinen Kreis vorbehalten.
In den 1960-er Jahren begann man mit der systematischen wissenschaftlichen Erforschung der Inhaltsstoffe des Olivenblattes. Mittlerweile liegen sehr viele positive Erfahrungsberichte über seine Wirkung vor.

80 Seiten, mit 28 Fotos, Paperback (15 x 21,5 cm)
ISBN 978-3-86731-035-2

Bestellen Sie unsere kostenlosen Kataloge unter: www.vakverlag.de